Le manuel des neurosciences du culturisme : comment utiliser la science pour développer les muscles et brûler les graisses

Introduction

La musculation est un sport qui exige beaucoup du corps et de l'esprit. Pour atteindre leurs objectifs, les bodybuilders doivent avoir une compréhension approfondie du fonctionnement de leur corps et de la manière dont l'esprit peut influencer la croissance musculaire.

Les neurosciences étudient le système nerveux et son impact sur le comportement. Ces dernières années, les neurosciences ont été de plus en plus utilisées pour comprendre comment l'esprit peut influencer la croissance musculaire et la performance physique.

Ce livre est un guide complet des neurosciences du bodybuilding. Il couvre les sujets suivants :

Comment l'esprit influence la croissance musculaire

Techniques et stratégies pour maximiser l'hypertrophie

La science de la nutrition pour les bodybuilders

L'importance du sommeil pour la croissance musculaire

Comment gérer le stress pour améliorer les résultats

Neurosciences pour les bodybuilders avancés

L'avenir des neurosciences en musculation

Ce livre est une lecture incontournable pour tout bodybuilder qui souhaite atteindre ses objectifs et faire passer son entraînement au niveau supérieur.

Les neurosciences sont un domaine relativement nouveau, mais elles ont déjà un impact significatif sur le bodybuilding. À mesure que les neurosciences continuent de se développer, nous pouvons nous attendre à voir encore plus de progrès dans la compréhension de la manière dont l'esprit peut influencer la croissance musculaire et la performance physique.

Ce livre n'est qu'une introduction aux neurosciences du bodybuilding. À mesure que les neurosciences continuent de se développer, nous pouvons nous attendre à voir encore plus de livres et d'articles sur ce sujet.

Chapitre 1 : Fondements des neurosciences en musculation

1.1 L'importance des neurosciences en musculation

En musculation, les neurosciences jouent un rôle clé dans la compréhension des processus neuronaux qui se produisent pendant l'entraînement et la construction musculaire. En étudiant le système nerveux et les interactions neuronales, les athlètes peuvent optimiser leurs performances, maximiser l'hypertrophie musculaire et atteindre leurs objectifs plus efficacement.

Les neurosciences nous apportent des connaissances sur la manière dont le cerveau communique avec les muscles, via les motoneurones, pour coordonner les mouvements et effectuer des contractions musculaires. Comprendre ce processus est essentiel pour améliorer l'efficacité des exercices et des entraînements de musculation.

1.1.1 Le système nerveux et la contraction musculaire

Le système nerveux est chargé de contrôler et de coordonner les fonctions du corps humain, notamment la contraction musculaire. Le processus de contraction musculaire est initié dans le cerveau, qui envoie des signaux électriques aux muscles via la moelle épinière et les nerfs périphériques. Ces signaux électriques sont transmis aux motoneurones, qui libèrent des neurotransmetteurs, comme l'acétylcholine, qui se lient

aux récepteurs des fibres musculaires, provoquant une
contraction.

1.1.2 L'importance de la coordination neuromusculaire

La coordination neuromusculaire est essentielle à la
réalisation efficace des exercices de musculation.
Lorsque les muscles sont activés de manière
coordonnée, ils travaillent ensemble pour produire force
et puissance. Le manque de coordination
neuromusculaire peut entraîner une perte de force, une
efficacité réduite des mouvements et un risque accru de
blessure.

1.1.3 L'influence des neurosciences sur la formation

Les neurosciences ont été utilisées pour développer des
techniques d'entraînement visant à améliorer la
coordination neuromusculaire et à optimiser l'activation
musculaire. Ces techniques comprennent :
Entraînement avec poids libres : L'entraînement avec
poids libres oblige les athlètes à utiliser leurs muscles
pour stabiliser et contrôler les mouvements, ce qui
améllore la coordination neuromusculaire.
Entraînement pliométrique : L'entraînement pliométrique
implique des exercices de saut et d'atterrissage, qui
contribuent à améliorer l'activation musculaire et la
coordination neuromusculaire.
Entraînement à résistance variable : L'entraînement à
résistance variable utilise différents poids ou charges
pendant l'exercice, ce qui aide à recruter différentes

fibres musculaires et à améliorer la coordination neuromusculaire.

1.1.4 Neurosciences et nutrition

Les neurosciences ont également été utilisées pour étudier la relation entre nutrition et performance musculaire. La recherche montre que la consommation de certains nutriments, tels que les protéines, les glucides et les graisses saines, peut affecter la fonction neuronale et l'activation musculaire.

Protéines : Les protéines sont essentielles à la construction et à la réparation musculaire. Un apport adéquat en protéines contribue à augmenter la synthèse des protéines et à réduire la dégradation musculaire.

Glucides : Les glucides fournissent de l'énergie à vos muscles. Un apport adéquat en glucides avant et pendant l'entraînement contribue à améliorer les performances et à réduire la fatigue musculaire.

Graisses saines : Les graisses saines, comme celles que l'on trouve dans l'huile d'olive, l'avocat et les noix, aident à améliorer la fonction neuronale et à réduire l'inflammation.

1.1.5 Neurosciences et récupération

Les neurosciences ont également été utilisées pour étudier la relation entre la récupération musculaire et la performance. La recherche montre qu'une bonne récupération est essentielle pour développer les muscles et prévenir les blessures.

Sommeil : Le sommeil est essentiel à la récupération musculaire. Pendant le sommeil, le corps libère des hormones qui aident à réparer les tissus musculaires et à réduire l'inflammation.

Nutrition : Une bonne nutrition est essentielle à la récupération musculaire. Manger des protéines, des glucides et des graisses saines aide à réparer les tissus musculaires et à réduire la fatigue musculaire.

Entraînement de récupération active : l'entraînement de récupération active implique des exercices légers, comme la marche ou la natation, qui contribuent à améliorer la circulation sanguine et à réduire la raideur musculaire.

1.2 Le système nerveux et la construction musculaire

Le système nerveux joue un rôle central dans la construction musculaire. Il coordonne et contrôle les mouvements, activant les muscles appropriés pendant l'entraînement. De plus, le système nerveux est chargé de transmettre des signaux neuronaux aux cellules musculaires, déclenchant ainsi la contraction musculaire.

Lors de l'entraînement en force, les stimuli envoyés par le système nerveux aux fibres musculaires activent un processus appelé recrutement d'unités motrices. Ce processus implique l'activation de différents groupes de fibres musculaires, de la contraction lente à la contraction rapide, fournissant une réponse adaptative au stimulus d'entraînement.

1.2.1 Recrutement des unités motrices

Le recrutement des unités motrices est un processus complexe qui implique l'activation de différents types de fibres musculaires, en fonction de l'intensité et du type d'exercice.

Unités motrices à bas seuil : Ces unités motrices sont activées en premier, lors d'un exercice léger ou de faible intensité. Les fibres musculaires qui composent ces unités motrices sont à contraction lente, ce qui signifie qu'elles se contractent lentement mais sont capables de maintenir des contractions pendant de longues périodes. Unités motrices à seuil élevé : ces unités motrices sont activées lors d'exercices de haute intensité ou de force maximale. Les fibres musculaires qui composent ces unités motrices sont à contraction rapide, ce qui signifie qu'elles se contractent rapidement mais se fatiguent plus facilement.

1.2.2 Adaptation neuronale à l'entraînement

Un entraînement régulier en force entraîne une série d'adaptations neuronales qui améliorent la capacité du système nerveux à activer les fibres musculaires et à coordonner les mouvements. Ces adaptations comprennent :

Activation accrue des unités motrices : Avec l'entraînement, le système nerveux devient plus efficace dans l'activation des unités motrices, ce qui entraîne une plus grande activation des fibres musculaires et, par conséquent, une augmentation de la force musculaire.

Coordination intramusculaire améliorée : L'entraînement améliore également la coordination intramusculaire, ce qui signifie que les muscles sont capables de travailler ensemble plus efficacement. Cela conduit à une meilleure production de force et à un risque réduit de blessure.

Synchronisation accrue des unités motrices : l'entraînement augmente également la synchronisation des unités motrices, ce qui signifie que les fibres musculaires d'une unité motrice se contractent en même temps. Cela conduit à une plus grande production de force et à une meilleure efficacité des mouvements.

1.2.3 Implications pour la formation

Les adaptations neuronales qui se produisent lors de l'entraînement en force ont un certain nombre d'implications pour l'entraînement :

L'importance de l'entraînement à haute intensité : L'entraînement à haute intensité est essentiel pour activer les unités motrices à seuil élevé et recruter les fibres musculaires à contraction rapide. Cela conduit à une plus grande croissance musculaire et à une augmentation de la force maximale.

L'importance de la variation de l'entraînement : Varier le type d'exercices, l'intensité et le volume de l'entraînement permet de stimuler différentes fibres musculaires et d'empêcher le système nerveux de s'adapter à l'entraînement. Cela conduit à une plus grande croissance musculaire et à un meilleur maintien des gains de force.

L'importance du repos : Un repos adéquat est essentiel à la récupération du système nerveux et à la consolidation des adaptations neuronales. Le surentraînement peut entraîner une fatigue du système nerveux et une réduction des gains musculaires.

1.3 Motoneurones et activation musculaire

Les motoneurones sont responsables de la transmission
des signaux neuronaux du système nerveux central
(SNC) aux muscles, activant ainsi la contraction
musculaire. Ces neurones ont des connexions
synaptiques avec les fibres musculaires, chargées
d'envoyer les impulsions électriques nécessaires au
mouvement.

Lors des exercices de musculation, l'activation des
motoneurones est essentielle pour obtenir une
contraction musculaire efficace. Grâce au recrutement
d'unités motrices, le système nerveux sélectionne et
active les fibres musculaires nécessaires pour générer la
force et le mouvement souhaités.

1.3.1 Transmission de l'impulsion nerveuse

L'influx nerveux est un signal électrique qui se propage le
long du motoneurone jusqu'à la fibre musculaire. Ce
signal est généré dans le corps cellulaire du
motoneurone et se propage le long de l'axone, qui est
une longue extension du neurone.

Lorsque l'influx nerveux atteint la synapse, qui est la
jonction entre le motoneurone et la fibre musculaire, il
libère un neurotransmetteur, qui est une substance
chimique qui transmet le signal à la fibre musculaire.

Le neurotransmetteur se lie aux récepteurs de la
membrane des fibres musculaires, ce qui déclenche une
série d'événements conduisant à la contraction
musculaire.

1.3.2 Recrutement des unités motrices

Le recrutement des unités motrices est le processus par lequel le système nerveux sélectionne et active les fibres musculaires nécessaires pour générer la force et le mouvement souhaités.

Ce processus est contrôlé par le SNC, qui envoie des signaux aux motoneurones, qui à leur tour activent les fibres musculaires.

Le recrutement des unités motrices est influencé par un certain nombre de facteurs, notamment l'intensité de l'exercice, le type d'exercice et le niveau de forme physique de l'individu.

1.3.3 L'importance de l'activation des motoneurones

L'activation des motoneurones est essentielle pour obtenir une contraction musculaire efficace. Lorsque les motoneurones sont activés, ils envoient des impulsions électriques aux fibres musculaires, qui déclenchent une série d'événements conduisant à une contraction musculaire.

Une bonne activation des motoneurones est importante pour :

Générer de la force musculaire : L'activation des motoneurones est nécessaire pour générer la force musculaire nécessaire à la réalisation des exercices de musculation.

Développer la masse musculaire : L'activation des motoneurones est essentielle pour développer la masse musculaire, car elle stimule la synthèse des protéines dans les fibres musculaires.

Améliorer la coordination musculaire : L'activation des motoneurones est importante pour améliorer la coordination musculaire, car elle permet au système nerveux de contrôler et de coordonner efficacement les mouvements musculaires.

1.3.4 Implications pour la formation

L'activation des motoneurones a un certain nombre d'implications pour l'entraînement en musculation : L'importance de l'entraînement à haute intensité : L'entraînement à haute intensité est essentiel pour activer les motoneurones à seuil élevé et recruter les fibres musculaires à contraction rapide. Cela conduit à une plus grande croissance musculaire et à une augmentation de la force maximale.

L'importance de la variation de l'entraînement : Varier le type d'exercices, l'intensité et le volume de l'entraînement permet de stimuler différentes fibres musculaires et d'empêcher le système nerveux de s'adapter à l'entraînement. Cela conduit à une plus grande croissance musculaire et à un meilleur maintien des gains de force.

L'importance d'une bonne technique : Une bonne technique est essentielle pour activer efficacement les motoneurones. Une technique incorrecte peut entraîner une activation inadéquate des motoneurones et une efficacité réduite de l'entraînement.

1.4 Plasticité neuronale et adaptation à la formation

L'une des caractéristiques fascinantes du système nerveux est sa capacité à s'adapter et à changer en réponse à l'entraînement. Ce phénomène est connu sous le nom de plasticité neuronale. Lors d'un entraînement de musculation, des changements se produisent dans les connexions synaptiques et dans la structure des neurones, permettant une meilleure coordination musculaire et une plus grande efficacité de contraction.

La plasticité neuronale est également liée à la capacité d'apprentissage et à l'amélioration des performances. Au fur et à mesure que l'athlète pratique certains mouvements et exercices de manière répétée, des changements se produisent dans le système nerveux qui facilitent l'exécution de ces activités. Cela permet un plus grand contrôle et une plus grande précision des mouvements pendant l'entraînement, conduisant à des gains significatifs en force et en hypertrophie musculaire.

1.4.1 Les bases neurobiologiques de la plasticité neuronale

La plasticité neuronale repose sur deux propriétés principales du système nerveux :

La capacité de former de nouvelles synapses : Les synapses sont les connexions entre les neurones. Lorsqu'un neurone est activé à plusieurs reprises, il peut former de nouvelles synapses avec d'autres neurones.

La capacité de renforcer ou d'affaiblir les synapses existantes : La force d'une synapse peut être augmentée ou diminuée en fonction de la fréquence à laquelle elle est activée.

1.4.2 Plasticité neuronale dans l'entraînement en musculation

L'entraînement en musculation entraîne un certain nombre de changements dans la plasticité neuronale, notamment :

Augmentation de la force synaptique : l'entraînement en force augmente la force des synapses entre les motoneurones et les fibres musculaires. Cela améliore la capacité du système nerveux à activer les fibres musculaires et à générer de la force musculaire.

Recrutement accru des unités motrices : L'entraînement en force augmente également le recrutement des unités motrices, ce qui signifie que le système nerveux est capable d'activer davantage de fibres musculaires pondant l'exercice. Cela entraîne une augmentation de la force musculaire et une hypertrophie musculaire.

Améliore la coordination musculaire : L'entraînement en musculation améliore également la coordination musculaire car il permet au système nerveux de contrôler et de coordonner plus efficacement les mouvements musculaires. Cela conduit à une meilleure exécution des exercices et à un plus grand développement musculaire.

1.4.3 Implications pour la formation

La plasticité neuronale a un certain nombre d'implications pour l'entraînement en musculation :

L'importance de la répétition : La répétition est essentielle à la plasticité neuronale. Plus un mouvement ou un exercice est répété, plus les connexions synaptiques deviennent fortes et plus l'activation musculaire devient efficace.

L'importance de la variation : La variation de l'entraînement est importante pour empêcher le système nerveux de s'adapter à l'entraînement. Varier le type d'exercice, l'intensité et le volume de l'entraînement permet de stimuler différentes fibres musculaires et d'éviter la réduction de la plasticité neuronale.

L'importance du repos : Un repos adéquat est essentiel à la plasticité neuronale. Pendant le sommeil, le cerveau consolide les souvenirs et les changements neuronaux survenus pendant l'entraînement. Le surentraînement peut entraîner une fatigue du système nerveux et une réduction de la plasticité neuronale.

1.5 Motivation et neurotransmission en musculation

La motivation joue un rôle crucial dans la musculation, influençant le dévouement, la persévérance et les efforts de l'athlète pour atteindre ses objectifs. Les neurosciences nous aident à comprendre les mécanismes neuronaux qui sous-tendent la motivation et comment ils affectent les performances et les résultats de l'entraînement.

La dopamine, un neurotransmetteur associé à la récompense et au plaisir, joue un rôle important dans la motivation. Pendant l'entraînement physique, la libération de dopamine dans le cerveau peut être stimulée, favorisant un sentiment de satisfaction et de motivation pour continuer à faire de l'exercice.

De plus, la sérotonine, un autre neurotransmetteur, est liée à l'humeur et au bien-être. L'exercice, y compris la musculation, peut augmenter les niveaux de sérotonine dans le cerveau, entraînant une sensation de bien-être et

une réduction du stress, ce qui contribue à la motivation
et à l'engagement dans l'entraînement.

1.5.1 Les mécanismes neuronaux de motivation

La motivation est un processus complexe qui implique
une série de mécanismes neuronaux. Ces mécanismes
comprennent :

Le système de récompense : Le système de récompense
est un ensemble de structures cérébrales qui participent
à la motivation et au plaisir. Lorsqu'une personne
s'engage dans une activité enrichissante, telle qu'un
entraînement physique, le système de récompense libère
de la dopamine, un neurotransmetteur qui favorise une
sensation de plaisir et de satisfaction.

Le système limbique : Le système limbique est un
ensemble de structures cérébrales impliquées dans les
émotions, la mémoire et la motivation. Le système
limbique interagit avec le système de récompense pour
favoriser la motivation et le plaisir associés à
l'entraînement physique.

Le cortex préfrontal : Le cortex préfrontal est une région
du cerveau impliquée dans la planification, la prise de
décision et le contrôle du comportement. Le cortex
préfrontal aide à réguler la motivation et la persévérance,
permettant aux athlètes de rester concentrés sur leurs
objectifs d'entraînement.

1.5.2 Motivation dans l'entraînement en musculation

La motivation est essentielle pour réussir un entraînement de musculation. Il aide les athlètes à :

Fixez et atteignez vos objectifs : La motivation est nécessaire pour que les athlètes se fixent des objectifs clairs et s'engagent à les atteindre. Il aide également les athlètes à surmonter les défis et les obstacles qui peuvent survenir lors de l'entraînement.

Maintenir la cohérence : l'entraînement en musculation est un processus à long terme qui nécessite de la cohérence et du dévouement. La motivation aide les athlètes à maintenir une certaine cohérence dans leur entraînement, même lorsqu'ils sont fatigués ou démotivés.

Surmonter les défis : l'entraînement en musculation peut être un défi, tant physiquement que mentalement. La motivation aide les athlètes à surmonter les défis et à rester positifs, même lorsque les choses deviennent difficiles.

1.5.3 Implications pour la formation

La motivation a un certain nombre d'implications pour l'entraînement en musculation :

L'importance de se fixer des objectifs : Se fixer des objectifs clairs et précis est essentiel pour la motivation. Les objectifs doivent être ambitieux mais réalisables et doivent être alignés sur les objectifs généraux de l'athlète.

L'importance de l'auto-récompense : se récompenser pour avoir atteint des objectifs et des jalons importants peut aider à accroître la motivation et à maintenir la cohérence de l'entraînement.

L'importance du soutien social : Le soutien social des amis, de la famille et des autres athlètes peut être une source importante de motivation. Avoir des personnes qui soutiennent et encouragent les athlètes peut les aider à rester motivés et à surmonter les défis.

1.6 L'importance du sommeil dans la récupération neuronale

Le sommeil joue un rôle fondamental dans la récupération et la régénération du système nerveux. Pendant le sommeil, des processus de consolidation de la mémoire, de restauration de l'équilibre hormonal et de réparation cellulaire se produisent, y compris la régénération des neurones.

Dans le cadre de la musculation, un sommeil adéquat est essentiel à la récupération musculaire et à l'optimisation des gains obtenus à l'entraînement. Pendant le sommeil profond, l'hormone de croissance est sécrétée, qui est directement impliquée dans la synthèse des protéines et dans le processus de construction musculaire. De plus, la qualité du sommeil influence également la régulation hormonale, notamment la leptine et la ghréline, qui jouent un rôle dans la régulation de l'appétit et de la composition corporelle.

1.6.1 Sommeil et récupération musculaire

Le sommeil est essentiel à la récupération musculaire après un entraînement de musculation. Pendant le sommeil, l'hormone de croissance est libérée, responsable de la stimulation de la synthèse des protéines et de la réparation des tissus musculaires.

De plus, le sommeil aide également à réduire l'inflammation musculaire, qui est la réponse naturelle du corps à l'entraînement. L'inflammation musculaire peut interférer avec la récupération et la croissance musculaire. Il est donc important de dormir suffisamment pour permettre au corps de récupérer correctement.

1.6.2 Sommeil et régulation hormonale

Le sommeil est également important pour la régulation hormonale. Pendant le sommeil, le corps libère une série d'hormones, notamment l'hormone de croissance, la testostérone et la mélatonine.

L'hormone de croissance, comme mentionné précédemment, est essentielle à la construction musculaire. La testostérone est une hormone sexuelle masculine qui joue également un rôle important dans le développement musculaire et la force. La mélatonine est une hormone qui aide à réguler le cycle veille-sommeil et possède également des propriétés antioxydantes.

Le manque de sommeil peut interférer avec la production et la libération de ces hormones, ce qui peut nuire à la croissance et à la récupération musculaire.

1.6.3 Sommeil et composition corporelle

Le sommeil influence également la composition corporelle. Le manque de sommeil peut entraîner une augmentation des niveaux de cortisol, une hormone qui peut favoriser la prise de poids et la perte de masse musculaire.

De plus, le manque de sommeil peut affecter la régulation de l'appétit. La leptine est une hormone qui supprime l'appétit, tandis que la ghréline est une hormone qui stimule l'appétit. Le manque de sommeil peut entraîner une diminution des taux de leptine et une augmentation des taux de ghréline, ce qui peut entraîner une augmentation de l'appétit et une consommation alimentaire excessive.

1.6.4 Implications pour la formation

Le sommeil a un certain nombre d'implications pour l'entraînement en musculation :
L'importance de dormir suffisamment : les athlètes de bodybuilding doivent dormir au moins 7 à 8 heures par nuit pour assurer une récupération adéquate et optimiser les gains musculaires.
L'importance d'une routine de sommeil régulière : Maintenir une routine de sommeil régulière, se coucher et se réveiller à la même heure chaque jour, peut contribuer à améliorer la qualité du sommeil.
L'importance d'un environnement propice au sommeil : La création d'un environnement propice au sommeil, comme une pièce sombre, calme et fraîche, peut contribuer à améliorer la qualité du sommeil.

1.7 Stress et influence sur le système nerveux

Le stress chronique peut avoir un impact négatif sur le système nerveux et les performances du bodybuilder. Un stress excessif peut entraîner un dysfonctionnement de la régulation hormonale et des neurotransmetteurs, interférant avec la capacité de récupération, le développement musculaire et la santé générale de l'athlète.
La libération continue de cortisol, l'hormone du stress, peut entraîner une suppression du système immunitaire et des dommages cellulaires dans le système nerveux. De plus, le stress chronique peut également affecter

négativement le sommeil, la motivation et l'humeur, compromettant ainsi les performances d'entraînement et les résultats obtenus.

1.7.1 L'impact du stress sur le système nerveux

Le stress chronique peut affecter le système nerveux de plusieurs manières :

Activité accrue du système nerveux sympathique : Le système nerveux sympathique est responsable de la réaction de combat ou de fuite. En cas de stress chronique, le système nerveux sympathique est activé pendant de longues périodes, ce qui peut entraîner une usure et une fatigue du système nerveux.

Diminution de l'activité du système nerveux parasympathique : Le système nerveux parasympathique est responsable du repos et de la digestion. En cas de stress chronique, le système nerveux parasympathique est inhibé, ce qui peut entraîner des problèmes digestifs et des difficultés à se détendre.

Déséquilibre des neurotransmetteurs : le stress chronique peut entraîner un déséquilibre des neurotransmetteurs tels que la sérotonine, la dopamine et la noradrénaline. Ce déséquilibre peut affecter l'humeur, la motivation et la capacité de concentration.

1.7.2 L'impact du stress sur les performances du bodybuilder

Le stress chronique peut affecter les performances d'un bodybuilder de plusieurs manières :

Diminution de la force musculaire : le stress chronique peut entraîner une diminution de la force musculaire, car le cortisol, l'hormone du stress, peut interférer avec la synthèse des protéines et la récupération musculaire.

Fatigue accrue : Le stress chronique peut entraîner une fatigue accrue car le système nerveux sympathique est activé pendant de longues périodes, ce qui peut entraîner une usure et une fatigue du système nerveux.

Difficulté à gagner de la masse musculaire : Le stress chronique peut entraîner des difficultés à gagner de la masse musculaire, car le cortisol, l'hormone du stress, peut interférer avec la synthèse des protéines et la récupération musculaire.

Risque accru de blessure : le stress chronique peut augmenter le risque de blessure, car il pout entraîner une fatigue musculaire et une diminution de la coordination motrice.

Troubles du sommeil : le stress chronique peut compromettre le sommeil, car il peut entraîner des difficultés à se détendre et de l'insomnie. Un sommeil suffisant est essentiel à la récupération et au développement musculaire.

Compromettre la motivation : Le stress chronique peut compromettre la motivation, car il peut conduire au découragement et au manque d'énergie. La motivation est essentielle pour réussir un entraînement de musculation.

1.7.3 Stratégies de gestion du stress

Il existe plusieurs stratégies qui peuvent être utilisées pour gérer le stress chronique :

Exercice physique : L'exercice physique est un excellent moyen de soulager le stress. L'exercice physique libère des endorphines, qui sont des neurotransmetteurs favorisant une sensation de bien-être.

Techniques de relaxation : Il existe plusieurs techniques de relaxation qui peuvent être utilisées pour gérer le stress, comme la méditation, la respiration consciente et le yoga.

Sommeil adéquat : Un sommeil adéquat est essentiel à la récupération du système nerveux et à la réduction du stress. Les athlètes de bodybuilding devraient dormir au moins 7 à 8 heures par nuit.

Alimentation saine : Une alimentation saine peut aider à réduire le stress. Les aliments riches en vitamines, minéraux et antioxydants peuvent contribuer à améliorer le fonctionnement du système nerveux et à réduire les effets négatifs du stress.

Soutien social : Le soutien social peut aider à réduire le stress. Avoir des amis et des membres de la famille qui soutiennent et encouragent les athlètes peut les aider à gérer le stress et à maintenir leur motivation.

1.8 Stratégies pour optimiser les neurosciences en musculation

Il existe plusieurs stratégies qui peuvent être appliquées pour optimiser les neurosciences en musculation et maximiser les résultats obtenus. Certaines de ces stratégies comprennent :

Pratiquez des exercices de coordination et de proprioception, visant à améliorer la connexion corps-esprit et l'activation musculaire précise.

Utiliser des techniques de visualisation et d'imagination, en stimulant les circuits neuronaux responsables de l'exécution des mouvements et en améliorant la qualité des contractions musculaires.

Intégrez un entraînement cognitif, tel que des jeux de mémoire et des puzzles, pour stimuler la plasticité neuronale et améliorer les performances mentales.

Gérez le stress grâce à des techniques de relaxation, telles que la méditation et la respiration consciente, pour favoriser la récupération neuronale et réduire les effets négatifs du stress chronique.

Donnez la priorité à un sommeil adéquat, en établissant une routine de sommeil régulière et en créant un environnement propice à un repos de qualité.

Il existe plusieurs stratégies qui peuvent être appliquées pour optimiser les neurosciences en musculation et maximiser les résultats obtenus. Certaines de ces stratégies comprennent :

1.8.1 Pratiquer des exercices de coordination et de proprioception

Les exercices de coordination et de proprioception aident à améliorer la connexion corps-esprit et l'activation musculaire précise. Ces exercices peuvent être réalisés avec des poids libres, des machines ou des exercices fonctionnels.

Voici quelques exemples d'exercices de coordination et de proprioception :

Squats sur une jambe : cet exercice aide à améliorer la coordination et l'équilibre, ainsi qu'à renforcer les muscles des jambes et du tronc.

Soulevé de terre roumain : Cet exercice permet d'améliorer la coordination et la proprioception du bas du dos et des ischio-jambiers.

Planche latérale : Cet exercice aide à améliorer la coordination et la stabilité du tronc.

Marche du fermier : Cet exercice permet d'améliorer la coordination et la force de préhension.

1.8.2 Utiliser des techniques de visualisation et d'imagination

Les techniques de visualisation et d'imagination permettent de stimuler les circuits neuronaux responsables de l'exécution des mouvements et d'améliorer la qualité des contractions musculaires.

Ces techniques peuvent être utilisées avant, pendant et après l'entraînement.

Avant l'entraînement, les athlètes peuvent se visualiser en train d'effectuer parfaitement les exercices et de se concentrer sur l'activation des bons muscles.

Pendant l'entraînement, les athlètes peuvent utiliser leur imagination pour ressentir la contraction de leurs muscles et se concentrer sur l'exécution des mouvements.

Après l'entraînement, les athlètes peuvent se visualiser en train de récupérer et de développer leurs muscles.

1.8.3 Intégrer la formation cognitive

L'entraînement cognitif, comme les jeux de mémoire et les puzzles, contribue à stimuler la plasticité neuronale et à améliorer les performances mentales.

Des études montrent que l'entraînement cognitif peut améliorer l'attention, la concentration et la mémoire, ce qui peut conduire à de meilleures performances lors des entraînements de musculation.

1.8.4 Gérer le stress

Le stress chronique peut avoir un impact négatif sur les performances des entraînements de musculation. Le stress peut entraîner de la fatigue, de l'insomnie et une diminution de la motivation.

La gestion du stress est essentielle à la récupération neuronale et à l'optimisation des résultats de l'entraînement.

Il existe plusieurs techniques de relaxation qui peuvent être utilisées pour gérer le stress, comme la méditation, la respiration consciente et le yoga.

1.8.5 Donner la priorité à un sommeil adéquat

Un sommeil suffisant est essentiel à la récupération neuronale et à l'optimisation des résultats de l'entraînement de musculation.

Pendant le sommeil, le corps libère des hormones qui aident à développer les muscles et à récupérer les tissus. Le sommeil aide également à réduire l'inflammation et à améliorer la fonction cognitive.

Les athlètes de bodybuilding doivent dormir au moins 7 à 8 heures par nuit pour assurer une récupération adéquate et optimiser les gains musculaires.

1.9 L'évolution continue des neurosciences en musculation

Les neurosciences sont en constante évolution et de nouvelles découvertes sont régulièrement faites. À mesure que la compréhension des processus neuronaux dans le bodybuilding progresse, de nouvelles stratégies et approches peuvent être développées pour optimiser les performances et les résultats des athlètes.

Il est important que les bodybuilders soient au courant des dernières recherches et avancées dans le domaine des neurosciences, cherchant constamment à améliorer leur pratique et à intégrer des techniques basées sur des preuves scientifiques. La combinaison des connaissances traditionnelles en matière de musculation avec les connaissances des neurosciences peut conduire à un entraînement plus efficace, à de meilleurs résultats et à une compréhension plus approfondie des processus impliqués dans la construction musculaire.

1.9.1 Nouvelles stratégies et approches

À mesure que la compréhension des processus neuronaux dans le bodybuilding progresse, de nouvelles stratégies et approches peuvent être développées pour optimiser les performances et les résultats des athlètes.

Certaines de ces stratégies et approches comprennent :

Entraînement sélectif d'activation musculaire : L'entraînement sélectif d'activation musculaire est une technique qui utilise l'électromyographie (EMG) pour mesurer l'activité musculaire pendant l'exercice. Cette technique peut être utilisée pour identifier les muscles activés pendant l'exercice et pour développer des exercices qui activent plus efficacement les muscles cibles.

Entraînement au biofeedback : L'entraînement au biofeedback est une technique qui utilise des capteurs

pour fournir des informations en temps réel sur l'activité
musculaire, la fréquence cardiaque et la respiration.
Cette technique peut être utilisée pour aider les athlètes
à apprendre à contrôler et à réguler leurs fonctions
physiologiques, ce qui peut conduire à de meilleures
performances d'entraînement.
Stimulation électrique neuromusculaire (EMS) : L'EMS
est une technique qui utilise des impulsions électriques
pour stimuler les muscles. Cette technique peut être
utilisée pour augmenter la force musculaire, améliorer la
coordination motrice et réduire la fatigue musculaire.
Réalité virtuelle (VR) et réalité augmentée (AR) : la VR et
l'AR sont des technologies qui peuvent être utilisées pour
créer des environnements de formation immersifs et
personnalisés. Ces technologies peuvent être utilisées
pour aider les athlètes à visualiser et à pratiquer les
mouvements plus efficacement, ce qui peut conduire à
de meilleures performances d'entraînement.

1.9.2 Avantages des neurosciences pour la musculation

Les neurosciences peuvent apporter de nombreux
avantages à la musculation, notamment :
Amélioration des performances : les neurosciences
peuvent aider les athlètes à améliorer leurs performances
à l'entraînement et en compétition. Cela peut être réalisé
en développant de nouvelles stratégies d'entraînement,
en optimisant la nutrition et les suppléments et en
réduisant le stress.
Augmentation de la masse musculaire : les
neurosciences peuvent aider les athlètes à augmenter
leur masse musculaire. Cela peut être réalisé en
développant de nouvelles stratégies d'entraînement qui

activent plus efficacement les muscles cibles et en optimisant la nutrition et la supplémentation.

Réduire la graisse corporelle : les neurosciences peuvent aider les athlètes à réduire leur graisse corporelle. Cela peut être réalisé en développant de nouvelles stratégies d'entraînement qui augmentent la combustion des graisses et en optimisant la nutrition et la supplémentation.

Prévention des blessures : les neurosciences peuvent aider les athlètes à prévenir les blessures. Cela peut être réalisé en développant de nouvelles stratégies d'entraînement qui réduisent le risque de blessure et en optimisant la nutrition et la supplémentation.

1.10 Considérations finales

Les neurosciences offrent une perspective fascinante et prometteuse pour le bodybuilding. Comprendre les processus neuronaux qui se produisent pendant l'entraînement et le développement musculaire permet aux athlètes d'optimiser leurs performances, de maximiser l'hypertrophie musculaire et d'atteindre leurs objectifs plus efficacement.

Dans ce chapitre, nous explorons les fondements des neurosciences en musculation, couvrant l'importance du système nerveux, l'activation musculaire, la plasticité neuronale, la motivation, l'influence du sommeil et du stress, les stratégies d'optimisation des neurosciences en musculation et l'évolution continue du domaine. . .

Il est essentiel que les bodybuilders reconnaissent l'importance des neurosciences dans leur formation et cherchent à appliquer les connaissances acquises pour obtenir de meilleurs résultats. Comprendre les processus neuronaux impliqués dans le développement musculaire et la performance sportive permet une approche plus précise et plus efficace, conduisant à des gains significatifs en force, en hypertrophie musculaire et en performance globale.

Dans le prochain chapitre, nous explorerons la relation entre la nutrition et les neurosciences en musculation, en soulignant l'importance d'une nutrition adéquate pour optimiser les processus neuronaux impliqués dans l'entraînement et la récupération.

Chapitre 2 : Nutrition et neurosciences en musculation

2.1 L'importance d'une nutrition adéquate

Une bonne nutrition joue un rôle fondamental dans l'optimisation des processus neuronaux en musculation. Les nutriments fournis par les aliments agissent comme des substrats pour la synthèse des neurotransmetteurs, des hormones et d'autres composants essentiels au fonctionnement cérébral et musculaire.

2.1.1 Macronutriments

Les macronutriments, qui comprennent les glucides, les protéines et les graisses, sont essentiels à la santé globale et aux performances en musculation.

Glucides : Les glucides sont la principale source d'énergie du corps. Ils sont utilisés pour alimenter le cerveau, les muscles et d'autres tissus. Les glucides aident également à réguler les niveaux d'insuline, une hormone anabolisante qui favorise la croissance musculaire.

Protéines : Les protéines sont essentielles à la construction et à la réparation du tissu musculaire. Ils sont également utilisés pour produire des enzymes, des hormones et d'autres composants essentiels au fonctionnement de l'organisme.

Graisses : Les graisses sont essentielles à la production d'hormones, à l'absorption des vitamines liposolubles et à la santé générale de l'organisme. Les graisses aident également à réduire l'inflammation, qui peut interférer avec les performances à l'entraînement.

2.1.2 Micronutriments

Les micronutriments, qui comprennent les vitamines et les minéraux, sont essentiels à la santé globale et aux performances en musculation.

Vitamines : Les vitamines sont nécessaires à un certain nombre de fonctions corporelles, notamment le métabolisme énergétique, la synthèse des protéines et la fonction immunitaire.

Minéraux : Les minéraux sont nécessaires à un certain nombre de fonctions corporelles, notamment la contraction musculaire, la transmission nerveuse et la régulation hormonale.

2.1.3 Supplémentation

La supplémentation peut être utile pour les athlètes de musculation qui ne peuvent pas obtenir tous les nutriments nécessaires de leur alimentation. Cependant, il est important de rappeler que la supplémentation ne doit pas remplacer une alimentation saine.

Certains suppléments qui peuvent être bénéfiques pour les athlètes de musculation comprennent :

Créatine : La créatine est un acide aminé qui aide à augmenter la force et la puissance musculaire.

Poudre de protéines : La poudre de protéines peut être utilisée pour augmenter votre apport en protéines, essentielles à la construction et à la réparation musculaire.

BCAA : Les BCAA (acides aminés à chaîne ramifiée) sont essentiels à la construction et à la réparation musculaire.

Vitamines et minéraux : des suppléments de vitamines et de minéraux peuvent être utilisés pour garantir que les athlètes reçoivent tous les nutriments nécessaires à leur santé globale et à leurs performances à l'entraînement.

2.2 Macronutriments et neurotransmetteurs

Les macronutriments – glucides, protéines et graisses – jouent des rôles spécifiques dans la production et la modulation des neurotransmetteurs impliqués dans la performance physique et mentale. Les glucides fournissent une énergie rapide au cerveau et aux muscles, tandis que les protéines sont essentielles à la synthèse des neurotransmetteurs tels que la dopamine et la sérotonine. Les graisses, quant à elles, sont importantes pour la santé du cerveau, car elles sont composées d'acides gras essentiels à la structure des membranes cellulaires et à la production d'hormones.

2.2.1 Glucides

Les glucides sont la principale source d'énergie du corps. Ils sont utilisés pour alimenter le cerveau, les muscles et d'autres tissus. Les glucides aident également à réguler les niveaux d'insuline, une hormone anabolisante qui favorise la croissance musculaire.
Les glucides sont également importants pour la production de neurotransmetteurs comme la sérotonine. La sérotonine est un neurotransmetteur qui aide à réguler l'humeur, le sommeil et l'appétit.

2.2.2 Protéines

Les protéines sont essentielles à la construction et à la réparation du tissu musculaire. Ils sont également utilisés pour produire des enzymes, des hormones et d'autres composants essentiels au fonctionnement de l'organisme.

Les protéines sont également importantes pour la production de neurotransmetteurs, comme la dopamine. La dopamine est un neurotransmetteur qui aide à réguler le mouvement, la motivation et la récompense.

2.2.3 Graisses

Les graisses sont essentielles à la production d'hormones, à l'absorption des vitamines liposolubles et à la santé générale de l'organisme. Les graisses aident également à réduire l'inflammation, qui peut interférer avec les performances à l'entraînement.

Les graisses sont également importantes pour la santé du cerveau, car elles sont composées d'acides gras essentiels à la structure des membranes cellulaires et à la production d'hormones.

2.3 Micronutriments et fonction cérébrale

Outre les macronutriments, les micronutriments jouent également un rôle crucial dans le fonctionnement cérébral et dans l'optimisation des processus neuronaux. Les vitamines et les minéraux, tels que les vitamines B, la vitamine D, le magnésium et le zinc, sont essentiels au maintien de la santé du cerveau, à la production de neurotransmetteurs et à la régulation de l'humeur et du sommeil.

2.3.1 Vitamines du complexe B

Les vitamines B sont essentielles à la santé globale du corps et du cerveau. Ils aident à transformer les aliments en énergie, à produire des globules rouges et à maintenir le système nerveux en bonne santé.

Les vitamines du complexe B sont également importantes pour la production de neurotransmetteurs, tels que la sérotonine, la dopamine et la noradrénaline. Ces neurotransmetteurs aident à réguler l'humeur, le sommeil, l'appétit et la motivation.

2.3.2 Vitamine D

La vitamine D est une vitamine liposoluble essentielle à la santé des os et au système immunitaire. La vitamine D est également importante pour la santé du cerveau. Des études montrent que la vitamine D peut contribuer à améliorer les fonctions cognitives, la mémoire et l'humeur. La vitamine D peut également contribuer à réduire le risque de dépression.

2.3.3 Magnésium

Le magnésium est un minéral essentiel impliqué dans plus de 300 réactions chimiques dans l'organisme. Le magnésium est important pour la santé musculaire, nerveuse et cardiaque.

Le magnésium est également important pour la production de neurotransmetteurs tels que la sérotonine et la mélatonine. Ces neurotransmetteurs aident à réguler l'humeur, le sommeil et l'appétit.

2.3.4 Zinc

Le zinc est un minéral essentiel impliqué dans plus de 300 réactions chimiques dans l'organisme. Le zinc est important pour la santé du système immunitaire, de la peau et des cheveux.

Le zinc est également important pour la production de neurotransmetteurs tels que la sérotonine et la dopamine. Ces neurotransmetteurs aident à réguler l'humeur, le sommeil et l'appétit.

2.4 Aliments neuroprotecteurs

Certains aliments ont des propriétés neuroprotectrices, aidant à prévenir les dommages oxydatifs et l'inflammation du cerveau. Les aliments riches en antioxydants, comme les baies, les légumes à feuilles vert foncé, les noix et les graines, peuvent contribuer à la santé du cerveau et à la protection contre le stress oxydatif.

2.4.1 Fruits rouges

Les fruits rouges sont riches en antioxydants, comme les anthocyanes. Les anthocyanes sont des pigments naturels qui donnent aux baies leur couleur rouge, bleue ou violette.

Des études montrent que les baies peuvent contribuer à améliorer les fonctions cognitives, la mémoire et l'apprentissage. Les baies peuvent également contribuer à réduire le risque de maladies neurodégénératives telles que la maladie d'Alzheimer et la maladie de Parkinson.

2.4.2 Légumes à feuilles vert foncé

Les légumes à feuilles vert foncé sont riches en antioxydants comme la lutéine et la zéaxanthine. La lutéine et la zéaxanthine sont des caroténoïdes qui aident à protéger les yeux des dommages causés par la lumière bleue.

Des études montrent que les légumes à feuilles vert foncé peuvent contribuer à améliorer les fonctions cognitives, la mémoire et l'apprentissage. Les légumes à feuilles vert foncé peuvent également contribuer à réduire le risque de maladies neurodégénératives telles que la maladie d'Alzheimer et la maladie de Parkinson.

2.4.3 Noix et graines

Les noix et les graines sont riches en antioxydants, comme la vitamine E et les polyphénols. La vitamine E est un antioxydant liposoluble qui aide à protéger les cellules des dommages causés par les radicaux libres. Les polyphénols sont des antioxydants qui aident à réduire l'inflammation.

Des études montrent que les noix et les graines peuvent contribuer à améliorer les fonctions cognitives, la mémoire et l'apprentissage. Les noix et les graines peuvent également contribuer à réduire le risque de maladies neurodégénératives telles que la maladie d'Alzheimer et la maladie de Parkinson.

2.5 Aliments stratégiques pour la formation

La nutrition joue également un rôle stratégique dans l'entraînement en musculation. Le choix approprié des nutriments avant, pendant et après l'entraînement peut influencer la disponibilité énergétique, la récupération musculaire et la synthèse des protéines. Des stratégies telles que la consommation de glucides rapidement absorbés avant l'entraînement et l'apport en protéines après l'entraînement sont courantes dans la recherche d'optimisation des résultats.

2.5.1 Pré-entraînement

Le repas avant l'entraînement doit fournir suffisamment d'énergie pour votre entraînement et contribuer à améliorer les performances. Ce repas doit être riche en glucides rapidement absorbés, comme des fruits, des jus ou des boissons pour sportifs.

Le repas avant l'entraînement doit également contenir une quantité modérée de protéines, pour favoriser la synthèse protéique et la récupération musculaire.

2.5.2 Pendant la formation

Pendant l'entraînement, il est important de rester hydraté et de remplacer les glucides perdus. Des boissons pour sportifs ou de l'eau contenant des électrolytes peuvent être utilisées pour maintenir l'hydratation.

Si votre entraînement est long ou intense, vous devrez peut-être consommer des glucides pendant votre entraînement pour maintenir votre niveau d'énergie. Des gels glucidiques ou des barres protéinées peuvent être utilisés à cet effet.

2.5.3 Post-entraînement

Le repas post-entraînement est essentiel à la récupération musculaire et à la synthèse protéique. Ce repas doit être riche en protéines et en glucides.

Les protéines aident à réparer les tissus musculaires endommagés pendant l'entraînement. Les glucides aident à reconstituer les réserves de glycogène musculaire et à améliorer la récupération.

2.6 Supplémentation nutritionnelle et neurosciences

La supplémentation nutritionnelle est une pratique courante en musculation, et les neurosciences peuvent également être appliquées au choix et à l'utilisation des suppléments. Comprendre les mécanismes d'action et les effets des suppléments sur le cerveau et le système nerveux peut aider les bodybuilders à sélectionner les suppléments appropriés et à maximiser leurs bienfaits.

2.6.1 Créatine

La créatine est un acide aminé qui contribue à augmenter la force et la puissance musculaire. La créatine est convertie en phosphocréatine dans le corps, qui est utilisée pour produire de l'énergie pendant l'exercice.

Des études montrent que la créatine peut améliorer les performances d'entraînement en musculation en augmentant la force et la puissance musculaires. La créatine peut également aider à réduire la fatigue musculaire et à améliorer la récupération.

2.6.2 Poudre de protéines

La poudre de protéine est un complément qui peut être utilisé pour augmenter votre apport en protéines. Les protéines sont essentielles à la construction et à la réparation du tissu musculaire.

La poudre de protéines peut être utilisée avant, pendant ou après votre entraînement pour aider à augmenter la synthèse des protéines et la récupération musculaire.

2.6.3 BCAA

Les BCAA (acides aminés à chaîne ramifiée) sont essentiels à la construction et à la réparation musculaire. Les BCAA sont la leucine, l'isoleucine et la valine.

La leucine est l'acide aminé le plus important pour la synthèse des protéines. L'isoleucine et la valine sont également importantes pour le développement et la réparation musculaire.

Les BCAA peuvent être utilisés avant, pendant ou après l'entraînement pour aider à augmenter la synthèse des protéines et la récupération musculaire.

2.6.4 Caféine

La caféine est un stimulant qui peut aider à améliorer les performances lors des entraînements de musculation. La caféine peut augmenter l'énergie, la concentration et la motivation.

La caféine peut également aider à réduire la fatigue musculaire et à améliorer la récupération.

2.7 Stratégies pour optimiser les neurosciences en nutrition

Plusieurs stratégies peuvent être adoptées pour optimiser les neurosciences dans la nutrition des bodybuilders. L'individualisation de l'alimentation, en tenant compte des besoins spécifiques de chaque personne, la périodisation nutritionnelle, le contrôle adéquat de la consommation de macronutriments et l'attention portée aux micronutriments sont fondamentaux pour obtenir les meilleurs résultats.

2.7.1 Individualisation du régime alimentaire

L'individualisation du régime alimentaire est essentielle pour optimiser les neurosciences dans la nutrition des bodybuilders. Chaque personne a des besoins nutritionnels spécifiques, qui dépendent de facteurs tels que l'âge, le sexe, le poids, la taille, le niveau d'activité physique et les objectifs d'entraînement.

Un régime alimentaire individualisé doit être conçu par un professionnel de santé qualifié, qui prendra en compte tous les besoins spécifiques du bodybuilder.

2.7.2 Périodisation nutritionnelle

La périodisation nutritionnelle est une stratégie qui consiste à faire varier l'apport en nutriments au fil du temps. La périodisation nutritionnelle peut être utilisée pour optimiser la synthèse des protéines, la récupération musculaire et les performances d'entraînement.

Il existe différents types de périodisation nutritionnelle, qui peuvent être adaptées aux besoins spécifiques de chaque bodybuilder.

2.7.3 Contrôle adéquat de l'apport en macronutriments

Un bon contrôle de la consommation de macronutriments est essentiel pour optimiser les neurosciences dans la nutrition des bodybuilders. Les macronutriments sont les glucides, les protéines et les graisses.

Les glucides constituent la principale source d'énergie du corps. Les protéines sont essentielles à la construction et à la réparation du tissu musculaire. Les graisses sont essentielles à la production d'hormones, à l'absorption des vitamines liposolubles et à la santé générale de l'organisme.

La consommation de macronutriments doit être ajustée en fonction des besoins spécifiques de chaque bodybuilder.

2.7.4 Attention portée aux micronutriments

Les micronutriments sont des vitamines et des minéraux. Les micronutriments sont essentiels à la santé globale du corps et du cerveau.

Les micronutriments jouent un rôle important dans la production de neurotransmetteurs, dans la régulation de l'humeur et du sommeil et dans la protection du cerveau contre les dommages oxydatifs.

La consommation de micronutriments doit être adéquate pour garantir la santé générale et les performances d'entraînement.

2.8 Nutrition, sommeil et neurosciences

Le sommeil joue un rôle crucial dans la récupération musculaire, la synthèse des neurotransmetteurs et la consolidation de la mémoire. Une alimentation adéquate peut contribuer à la qualité du sommeil, grâce à des aliments riches en tryptophane, en magnésium et en vitamines B, qui favorisent la production de mélatonine et de sérotonine, hormones essentielles à un sommeil réparateur.

2.8.1 Tryptophane

Le tryptophane est un acide aminé essentiel utilisé par l'organisme pour produire de la sérotonine. La sérotonine est un neurotransmetteur qui aide à réguler l'humeur, le sommeil et l'appétit.

Les aliments riches en tryptophane comprennent les œufs, les produits laitiers, la viande, le poisson et les noix.

2.8.2 Magnésium

Le magnésium est un minéral essentiel impliqué dans plus de 300 réactions chimiques dans l'organisme. Le magnésium est important pour la santé musculaire, nerveuse et cardiaque.

Le magnésium est également important pour la production de mélatonine. La mélatonine est une hormone qui aide à réguler le cycle veille-sommeil.

Les aliments riches en magnésium comprennent les légumes à feuilles vert foncé, les noix, les graines et les grains entiers.

2.8.3 Vitamines du complexe B

Les vitamines B sont essentielles à la santé globale du corps et du cerveau. Les vitamines B aident à convertir les aliments en énergie, à produire des globules rouges et à maintenir le système nerveux en bonne santé.

Les vitamines du complexe B sont également importantes pour la production de sérotonine et de mélatonine.

Les aliments riches en vitamines B comprennent la viande, le poisson, les œufs, les produits laitiers et les légumes à feuilles vert foncé.

2.9 Stratégies pour réduire le stress

Le stress chronique pout affecter négativement les performances en neurosciences et en musculation. Des stratégies telles que la pratique de techniques de relaxation, l'adoption d'une alimentation équilibrée, la pratique régulière d'activités physiques et la recherche d'un bon soutien social peuvent contribuer à réduire les niveaux de stress et à favoriser un environnement neurologique plus favorable à la croissance musculaire et à la performance sportive.

2.9.1 Techniques de relaxation

Il existe plusieurs techniques de relaxation qui peuvent être utilisées pour réduire le stress, comme la méditation, la respiration consciente et le yoga.

La méditation est une pratique qui aide à calmer l'esprit et à réduire le stress. La respiration consciente est une technique qui permet de contrôler la respiration et de réduire l'anxiété. Le yoga est une pratique qui combine exercice physique, respiration consciente et méditation.

2.9.2 Alimentation équilibrée

Une alimentation équilibrée peut aider à réduire le stress. Les aliments riches en vitamines, minéraux et antioxydants peuvent contribuer à améliorer le fonctionnement du système nerveux et à réduire les effets négatifs du stress.

Les aliments qui aident à réduire le stress comprennent les fruits, les légumes, les grains entiers, les protéines maigres et les graisses saines.

2.9.3 Activité physique régulière

Une activité physique régulière est un excellent moyen de réduire le stress. L'exercice physique libère des endorphines, qui sont des neurotransmetteurs favorisant une sensation de bien-être.

L'exercice physique contribue également à améliorer la santé globale de votre corps et de votre esprit, ce qui peut contribuer à réduire le stress.

2.9.4 Soutien social

Le soutien social peut aider à réduire le stress. Avoir des amis et des membres de la famille qui soutiennent et encouragent les athlètes peut les aider à gérer le stress et à maintenir leur motivation.

Le soutien social peut également aider les athlètes à se sentir plus connectés et moins isolés, ce qui peut contribuer à réduire le stress.

2.10 Evolution continue de la nutrition et des neurosciences en musculation

La science de la nutrition et les neurosciences évoluent constamment et de nouvelles découvertes sont régulièrement faites. Il est essentiel que les bodybuilders soient au courant des dernières recherches et soient capables d'adapter leurs stratégies nutritionnelles en fonction des nouvelles informations disponibles. La recherche de l'optimisation des processus neuronaux en musculation est un chemin continu d'apprentissage et d'amélioration.

En comprenant la relation entre la nutrition et les neurosciences en musculation, les athlètes peuvent utiliser ces connaissances pour améliorer leurs résultats et atteindre leur potentiel maximum. Une alimentation adéquate, le choix stratégique des suppléments, le contrôle du stress et la recherche d'un sommeil de qualité sont des éléments essentiels pour une approche neurologiquement optimisée de l'entraînement et de la poursuite de l'excellence sportive.

Dans le prochain chapitre, nous explorerons l'importance de l'entraînement physique et des neurosciences dans le bodybuilding, en analysant comment les stimuli d'entraînement affectent le cerveau et influencent le développement musculaire et les performances sportives.

2.10.1 Importance d'une mise à jour constante

La science de la nutrition et les neurosciences évoluent constamment et de nouvelles découvertes sont régulièrement faites. Il est essentiel que les bodybuilders soient au courant des dernières recherches afin de pouvoir adapter leurs stratégies nutritionnelles en fonction des nouvelles informations disponibles.

Il existe plusieurs façons de se tenir au courant des dernières recherches, comme lire des articles scientifiques, assister à des conférences et participer à des conférences.

2.10.2 Adaptation des stratégies nutritionnelles

À mesure que de nouvelles découvertes sont faites, il est important que les bodybuilders soient capables d'adapter leurs stratégies nutritionnelles en fonction des nouvelles informations disponibles.

Cela peut impliquer des changements dans le régime alimentaire, la supplémentation ou la périodisation nutritionnelle.

2.10.3 Optimisation des processus neuronaux

L'optimisation des processus neuronaux en musculation est un chemin continu d'apprentissage et d'amélioration. À mesure que les bodybuilders en apprennent davantage sur la relation entre la nutrition et les neurosciences, ils peuvent utiliser ces connaissances pour améliorer leurs résultats et atteindre leur potentiel maximum.

Chapitre 3 : Entraînement physique et neurosciences en musculation

3.1 L'importance de l'entraînement physique

L'entraînement physique joue un rôle fondamental en musculation, favorisant le développement musculaire, la force, l'endurance et améliorant les performances sportives. De plus, un entraînement adéquat a également des effets positifs sur le cerveau, en stimulant la neuroplasticité, la libération de neurotransmetteurs et en améliorant la fonction cognitive.

3.1.1 Développement musculaire

L'entraînement physique est essentiel au développement musculaire. L'entraînement physique provoque des micro-lésions des fibres musculaires, qui sont réparées et reconstruites au cours du processus de récupération. Ce processus conduit à une augmentation de la masse musculaire et de la force.

3.1.2 Performance athlétique améliorée

L'entraînement physique est également essentiel pour améliorer les performances sportives. L'entraînement physique augmente la force, l'endurance et la puissance, qui sont des qualités physiques essentielles à la performance sportive.

3.1.3 Effets positifs sur le cerveau

L'entraînement physique a également des effets positifs sur le cerveau. L'entraînement physique stimule la neuroplasticité, c'est-à-dire la capacité du cerveau à s'adapter et à changer en réponse à de nouvelles expériences.

L'exercice physique augmente également la libération de neurotransmetteurs comme la dopamine, la sérotonine et la noradrénaline. Ces neurotransmetteurs sont impliqués dans la régulation de l'humeur, de la motivation et de la cognition.

3.1.4 Fonction cognitive améliorée

L'entraînement physique peut également contribuer à améliorer la fonction cognitive. Des études montrent que l'entraînement physique peut améliorer la mémoire, l'attention et la concentration.

3.2 Stimuli d'entraînement et plasticité neuronale

Les stimuli d'entraînement physique peuvent déclencher des changements dans la structure et le fonctionnement du cerveau, grâce aux mécanismes de plasticité neuronale. L'exercice régulier stimule la formation de nouvelles connexions neuronales, une vascularisation cérébrale accrue et la production de facteurs neurotrophiques qui favorisent la croissance et la survie des cellules cérébrales.

3.2.1 Plasticité neuronale

La plasticité neuronale est la capacité du cerveau à s'adapter et à changer en réponse à de nouvelles expériences. La plasticité neuronale est essentielle à l'apprentissage et à la mémoire.

L'entraînement physique est un moyen de stimuler la plasticité neuronale. L'entraînement physique peut augmenter la formation de nouvelles connexions neuronales, ce qui peut conduire à une amélioration de l'apprentissage et de la mémoire.

3.2.2 Formation de nouvelles connexions neuronales

L'entraînement physique peut augmenter la formation de nouvelles connexions neuronales grâce à un processus appelé neurogenèse. La neurogenèse est la formation de nouveaux neurones.
La neurogenèse se produit dans deux régions du cerveau : l'hippocampe et le bulbe olfactif. L'hippocampe est une région du cerveau impliquée dans la mémoire et l'apprentissage. Le bulbe olfactif est une région du cerveau impliquée dans l'odorat.

3.2.3 Vascularisation cérébrale accrue

L'entraînement physique peut également augmenter la vascularisation cérébrale. Le système vasculaire cérébral est l'apport sanguin au cerveau.
L'augmentation de la vascularisation cérébrale peut contribuer à améliorer la fonction cognitive. En effet, le sang fournit de l'oxygène et des nutriments au cerveau.

3.2.4 Production de facteurs neurotrophiques

L'entraînement physique peut également augmenter la production de facteurs neurotrophiques. Les facteurs neurotrophiques sont des protéines qui favorisent la croissance et la survie des cellules cérébrales.
Les facteurs neurotrophiques sont essentiels à la santé du cerveau. Ils aident à protéger le cerveau des dommages et à améliorer les fonctions cognitives.

3.3 Neurotransmetteurs et performance sportive

Lors de l'entraînement physique, des neurotransmetteurs sont libérés et participent directement à la régulation de l'humeur, de la motivation et des performances sportives. La dopamine, par exemple, est liée à la sensation de plaisir et de récompense, tandis que la sérotonine est associée au contrôle de l'humeur et de la fatigue.

3.3.1 Dopamine

La dopamine est un neurotransmetteur impliqué dans la régulation de l'humeur, de la motivation et de la récompense. La dopamine est llbérée pendant l'entraînement physique, ce qui peut contribuer à améliorer l'humeur et la motivation.
La dopamine est également impliquée dans la régulation du mouvement. La dopamine aide à contrôler les mouvements musculaires et à coordonner les mouvements du corps.

3.3.2 Sérotonine

La sérotonine est un neurotransmetteur impliqué dans la régulation de l'humeur, du sommeil et de la fatigue. La sérotonine est libérée pendant l'entraînement physique, ce qui peut contribuer à améliorer l'humeur et à réduire la fatigue.

La sérotonine est également impliquée dans la régulation de l'appétit. La sérotonine aide à contrôler l'appétit et à réduire l'envie de manger.

3.3.3 Norépinéphrine

La noradrénaline est un neurotransmetteur impliqué dans la régulation de l'humeur, de l'attention et de l'énergie. La noradrénaline est libérée pendant l'entraînement physique, ce qui peut contribuer à améliorer l'humeur, la vigilance et l'énergie.

La norépinéphrine est également impliquée dans la régulation de la fréquence cardiaque et de la tension artérielle. La norépinéphrine aide à augmenter la fréquence cardiaque et la tension artérielle, ce qui peut contribuer à améliorer les performances sportives.

3.4 Stress et réponse neuroendocrinienne

Un entraînement physique intense peut déclencher une réponse neuroendocrinienne, caractérisée par la libération d'hormones telles que le cortisol, la testostérone et l'hormone de croissance. Cette réponse hormonale joue un rôle important dans l'adaptation de l'organisme au stress de l'exercice, favorisant la récupération musculaire, la synthèse des protéines et la croissance musculaire.

3.4.1 Cortisol

Le cortisol est une hormone libérée en réponse au stress. Le cortisol aide le corps à s'adapter au stress en fournissant de l'énergie et en augmentant la force musculaire.
Le cortisol aide également à réguler le métabolisme et la fonction immunitaire.

3.4.2 Testostérone

La testostérone est une hormone sexuelle masculine essentielle au développement et à la force musculaire. La testostérone est libérée en réponse à un entraînement physique intense.
La testostérone aide à augmenter la masse et la force musculaires, et contribue également à réduire la graisse corporelle.

3.4.3 Hormone de croissance

L'hormone de croissance est une hormone libérée en réponse à un entraînement physique intense. L'hormone de croissance contribue à augmenter la masse et la force musculaires, et contribue également à réduire la graisse corporelle.
L'hormone de croissance aide également à réparer les tissus endommagés et à favoriser la récupération musculaire.

3.5 Neurosciences et périodisation de la formation

Les neurosciences peuvent être appliquées à la périodisation de l'entraînement, aidant ainsi à organiser et à faire progresser les stimuli au fil du temps. Comprendre les mécanismes d'adaptation neuronale permet la mise en œuvre de stratégies visant à optimiser la réponse du système nerveux à l'entraînement, en évitant la stagnation et en favorisant des gains continus de force et d'hypertrophie musculaire.

3.5.1 Périodisation de la formation

La périodisation de l'entraînement est l'organisation et la progression des stimuli d'entraînement dans le temps. La périodisation de l'entraînement permet d'optimiser l'adaptation du corps à l'entraînement et d'éviter la stagnation.
Il existe différents types de périodisation des entraînements, qui peuvent être adaptés aux besoins spécifiques de chaque athlète.

3.5.2 Neurosciences et périodisation de la formation

Les neurosciences peuvent être utilisées pour optimiser la périodisation de l'entraînement. Les neurosciences peuvent aider à comprendre comment le système nerveux réagit à l'entraînement et comment la périodisation de l'entraînement peut être utilisée pour optimiser cette réponse.
Par exemple, les neurosciences peuvent être utilisées pour comprendre comment le système nerveux s'adapte à l'entraînement en force et comment la périodisation de l'entraînement en force peut être utilisée pour optimiser cette adaptation.

3.5.3 Stratégies de périodisation basées sur les neurosciences

Il existe plusieurs stratégies de périodisation de la formation basées sur les neurosciences. Ces stratégies comprennent :

Périodisation ondulatoire : La périodisation ondulatoire est une stratégie de périodisation qui consiste à faire varier le volume et l'intensité de l'entraînement au fil du temps. La périodisation ondulatoire peut aider à optimiser la réponse du système nerveux à l'entraînement et à éviter un plateau.

Périodisation linéaire : la périodisation linéaire est une stratégie de périodisation qui consiste à augmenter progressivement le volume et l'intensité de l'entraînement au fil du temps. La périodisation linéaire peut aider à optimiser la réponse du système nerveux à l'entraînement et à favoriser des gains continus de force et d'hypertrophie musculaire.

Périodisation non linéaire : La périodisation non linéaire est une stratégie de périodisation qui consiste à faire varier le volume, l'intensité et la fréquence de l'entraînement de manière non linéaire. La périodisation non linéaire peut aider à optimiser la réponse du système nerveux à l'entraînement et à éviter un plateau.

3.6 Pleine conscience et concentration

La pratique des techniques de pleine conscience et de concentration peut être utilisée dans l'entraînement physique pour améliorer les performances et favoriser une meilleure connexion corps-esprit. La pleine conscience pendant l'entraînement permet une plus

grande conscience des mouvements, une meilleure
coordination et une plus grande capacité à surmonter les
défis.

3.6.1 Pleine conscience

La pleine conscience est la pratique consistant à prêter
attention au moment présent sans jugement. La pleine
conscience peut être pratiquée pendant l'entraînement
physique pour aider à améliorer la concentration et la
conscience corporelle.
La pleine conscience peut aider les athlètes à se
concentrer sur le moment présent et à éviter les
distractions. La pleine conscience peut également aider
les athlètes à devenir plus conscients de leurs
mouvements et de leurs sensations corporelles.

3.6.2 Concentrations

La concentration est la capacité de concentrer son
attention sur une tâche spécifique. La concentration est
essentielle à l'entraînement physique, car elle permet aux
athlètes de se concentrer sur les mouvements qu'ils
effectuent et d'éviter les distractions.
Il existe plusieurs techniques de concentration qui
peuvent être utilisées lors d'un entraînement physique.
Ces techniques comprennent :
Fixation du regard : La fixation du regard consiste à
concentrer le regard sur un point précis. Le regard peut
aider les athlètes à se concentrer sur le moment présent
et à éviter les distractions.
Respiration consciente : La respiration consciente
implique de prêter attention à votre respiration. Une

respiration consciente peut aider les athlètes à se calmer et à se concentrer.

Visualisation : La visualisation consiste à vous imaginer effectuer un mouvement ou une tâche spécifique. La visualisation peut aider les athlètes à se concentrer sur le mouvement qu'ils effectuent et à éviter les distractions.

3.6.3 Connexion corps-esprit

La connexion corps-esprit est la relation entre l'esprit et le corps. La connexion corps-esprit est importante pour l'entraînement physique car elle permet aux athlètes de contrôler leurs mouvements et d'éviter les blessures. La pratique de techniques de pleine conscience et de concentration peut aider à améliorer la connexion corps-esprit. La pleine conscience peut aider les athlètes à devenir plus conscients de leurs mouvements et de leurs sensations corporelles. Les techniques de concentration peuvent aider les athlètes à se concentrer sur les mouvements qu'ils effectuent et à éviter les distractions.

3.7 Neurosciences et récupération musculaire

La récupération musculaire est un aspect essentiel de l'entraînement physique et les neurosciences jouent un rôle important dans ce processus. Un repos adéquat, un sommeil de qualité, une nutrition adéquate et des techniques de récupération, telles que le massage et la cryothérapie, peuvent contribuer à la régénération musculaire et réduire le temps de récupération après un entraînement intense.

3.7.1 Repos adéquat

Un repos adéquat est essentiel à la récupération musculaire. Le repos permet au corps de se remettre du stress de l'entraînement et de réparer les tissus endommagés.
Un repos adéquat est également important pour la santé globale de votre corps et de votre esprit. Le repos aide à réduire le stress, à améliorer l'humeur et à augmenter l'énergie.

3.7.2 Sommeil de qualité

Un sommeil de qualité est essentiel à la récupération musculaire. Le sommeil est la période pendant laquelle le corps libère des hormones qui aident à réparer les tissus endommages et à en construire de nouveaux.
Un sommeil de qualité est également important pour la santé globale de votre corps et de votre esprit. Le sommeil aide à réduire le stress, à améliorer l'humeur et à augmenter l'énergie.

3.7.3 Nutrition adéquate

Une bonne nutrition est essentielle à la récupération musculaire. La nourriture fournit les nutriments nécessaires pour réparer les tissus endommagés et construire de nouveaux tissus.
Une bonne alimentation est également importante pour la santé générale du corps et de l'esprit. La nourriture aide à réduire le stress, à améliorer l'humeur et à augmenter l'énergie.

3.7.4 Techniques de récupération

Il existe plusieurs techniques de récupération qui peuvent être utilisées pour accélérer la récupération musculaire. Ces techniques comprennent :

Massage : Le massage aide à augmenter le flux sanguin vers les muscles, ce qui peut aider à accélérer la récupération musculaire.

Cryothérapie : La cryothérapie consiste à appliquer du froid sur les muscles, ce qui peut aider à réduire l'inflammation et à accélérer la récupération musculaire.

Étirements : les étirements aident à améliorer la flexibilité musculaire et à réduire la tension musculaire, ce qui peut aider à accélérer la récupération musculaire.

3.8 Stimulation mentale et neuroplasticité

Outre les stimuli physiques, la stimulation mentale est également importante pour la neuroplasticité et l'amélioration des fonctions cérébrales. La pratique d'activités qui stimulent le cerveau, comme les jeux de mémoire, les puzzles et l'apprentissage de nouvelles compétences, peut contribuer à la santé cognitive et à l'amélioration des performances sportives.

3.8.1 Neuroplasticité

La neuroplasticité est la capacité du cerveau à s'adapter et à changer en réponse à de nouvelles expériences. La neuroplasticité est essentielle à l'apprentissage et à la mémoire.

La stimulation mentale peut contribuer à augmenter la neuroplasticité. Les activités stimulant le cerveau telles que les jeux de mémoire, les puzzles et l'apprentissage de nouvelles compétences peuvent contribuer à augmenter la neuroplasticité et à améliorer les fonctions cérébrales.

3.8.2 Santé cognitive

La stimulation mentale est importante pour la santé cognitive. Les activités stimulant le cerveau telles que les jeux de mémoire, les puzzles et l'apprentissage de nouvelles compétences peuvent aider à améliorer la mémoire, l'attention et la concentration.
La stimulation mentale peut également contribuer à réduire le risque de maladies neurodégénératives telles que la maladie d'Alzheimer et la maladie de Parkinson.

3.8.3 Performance athlétique

La stimulation mentale est également importante pour la performance sportive. Les activités stimulant le cerveau telles que les jeux de mémoire, les puzzles et l'apprentissage de nouvelles compétences peuvent aider à améliorer la coordination, l'équilibre et le temps de réaction.
La stimulation mentale peut également contribuer à améliorer la motivation et la concentration, ce qui peut conduire à de meilleures performances sportives.

3.9 Stratégies pour optimiser les neurosciences dans la formation

Plusieurs stratégies peuvent être adoptées pour optimiser les neurosciences dans l'entraînement physique. L'entraînement individualisé, en tenant compte des caractéristiques physiques et neuronales de chaque personne, l'utilisation de techniques de périodisation et de progression appropriées, l'attention portée à la récupération et l'inclusion de stimuli mentaux sont quelques-unes des approches qui peuvent être utilisées.

3.9.1 Individualisation de la formation

L'individualisation de l'entraînement est essentielle pour optimiser les neurosciences dans l'entraînement physique. Chaque personne possède des caractéristiques physiques et neuronales uniques, qui doivent être prises en compte lors de la conception du programme d'entraînement.
L'individualisation de l'entraînement doit prendre en compte des facteurs tels que l'âge, le sexe, le niveau de forme physique, les objectifs d'entraînement et les antécédents de blessures.

3.9.2 Périodisation et progression

La périodisation et la progression sont des stratégies importantes pour optimiser les neurosciences dans l'entraînement physique. La périodisation consiste à faire varier le volume, l'intensité et la fréquence de l'entraînement au fil du temps. La progression consiste à augmenter progressivement le volume, l'intensité et la fréquence de l'entraînement au fil du temps.
La périodisation et la progression aident à optimiser la réponse du système nerveux à l'entraînement et à éviter le plateau.

3.9.3 Attention portée au rétablissement

La récupération est essentielle pour optimiser les neurosciences dans l'entraînement physique. Un repos

adéquat permet au corps de se remettre du stress de
l'entraînement et de réparer les tissus endommagés.
La récupération est également importante pour la santé
globale de votre corps et de votre esprit. Le repos aide à
réduire le stress, à améliorer l'humeur et à augmenter
l'énergie.

3.9.4 Stimuli mentaux

La stimulation mentale est importante pour optimiser les
neurosciences dans l'entraînement physique. Les
activités stimulant le cerveau telles que les jeux de
mémoire, les puzzles et l'apprentissage de nouvelles
compétences peuvent aider à améliorer la coordination,
l'équilibre et le temps de réaction.
La stimulation mentale peut également contribuer à
améliorer la motivation et la concentration, ce qui peut
conduire à de meilleures performances sportives.

3.10 Evolution continue des neurosciences
en musculation

Tout comme la nutrition, les neurosciences en
musculation sont en constante évolution. Les nouvelles
découvertes et avancées scientifiques continuent
d'élargir nos connaissances sur la façon dont
l'entraînement physique affecte le cerveau et la
performance sportive. Il est important que les
bodybuilders et les professionnels du domaine soient au
courant des dernières recherches et appliquent ces
informations de manière appropriée dans leurs
programmes de formation.
Dans le chapitre suivant, nous explorerons l'importance
de la nutrition en musculation et comment les nutriments

jouent un rôle crucial dans la croissance et la récupération musculaire. Restez à l'écoute pour découvrir comment optimiser votre alimentation pour obtenir les meilleurs résultats en musculation.

3.10.1 Importance d'une mise à jour constante

Les neurosciences en musculation évoluent constamment et il est important que les bodybuilders et les professionnels du domaine soient au courant des dernières recherches. Cela leur permettra d'appliquer les dernières informations à leurs programmes de formation et d'optimiser les résultats.

Il existe plusieurs façons de se tenir au courant des dernières recherches en neurosciences du bodybuilding. Certaines de ces méthodes incluent :

Lire des articles scientifiques : les articles scientifiques sont un excellent moyen de se tenir au courant des dernières recherches en neurosciences du bodybuilding. Les articles scientifiques peuvent être trouvés dans des revues scientifiques, des bases de données en ligne et des bibliothèques.

Assister à des conférences et des conférences : les conférences et les conférences sont un excellent moyen de découvrir les dernières recherches en neurosciences du bodybuilding. Des cours et conférences sont souvent donnés par des chercheurs et des experts dans le domaine.

Assister à des ateliers et des cours : les ateliers et les cours sont un excellent moyen de découvrir les dernières recherches en neurosciences du bodybuilding et comment appliquer ces informations dans la pratique.

Les ateliers et cours sont souvent dispensés par des chercheurs et des experts dans le domaine.

3.10.2 Application des informations dans la pratique

Après vous être mis à jour sur les dernières recherches en neurosciences du bodybuilding, il est important d'appliquer ces informations dans la pratique. Cela peut être fait de plusieurs manières, telles que :

Ajustez votre programme d'entraînement : Les dernières recherches en neurosciences du bodybuilding peuvent aider les bodybuilders et les professionnels du domaine à ajuster leurs programmes d'entraînement pour optimiser les résultats. Par exemple, les dernières recherches en neurosciences du bodybuilding ont montré que l'entraînement en force peut aider à augmenter la masse et la force musculaires, et peut également contribuer à améliorer la fonction cognitive.

Ajustez votre alimentation : Les dernières recherches en neurosciences du bodybuilding peuvent également aider les bodybuilders et les professionnels du domaine à ajuster leur alimentation pour optimiser les résultats. Par exemple, les dernières recherches en neurosciences du bodybuilding ont montré que l'ingestion de protéines après l'entraînement peut contribuer à augmenter la synthèse protéique et la récupération musculaire.

Ajuster les techniques de récupération : Les dernières recherches en neurosciences du bodybuilding peuvent également aider les bodybuilders et les professionnels du domaine à ajuster leurs techniques de récupération pour optimiser les résultats. Par exemple, les dernières recherches en neurosciences du bodybuilding ont montré qu'un sommeil de qualité est essentiel à la récupération musculaire et au développement musculaire.

3.10.3 Conclusion

Les neurosciences en musculation évoluent constamment et il est important que les bodybuilders et les professionnels du domaine soient au courant des dernières recherches. Cela leur permettra d'appliquer les dernières informations à leurs programmes de formation et d'optimiser les résultats.

Les athlètes et les professionnels du bodybuilding doivent se tenir au courant des dernières recherches en neurosciences du bodybuilding pour pouvoir appliquer ces informations dans la pratique et optimiser les résultats.

Chapitre 4 : Nutrition et musculation – Le rôle des nutriments dans la croissance musculaire

4.1 Introduction à la nutrition en musculation

La nutrition joue un rôle clé dans la musculation, fournissant les nutriments nécessaires à la croissance musculaire, à la récupération, à l'énergie et au soutien global de la performance athlétique. Dans ce chapitre, nous explorerons différents nutriments et comment ils influencent la croissance musculaire et la santé.

4.1.1 Macronutriments

Les macronutriments sont les nutriments qui fournissent de l'énergie au corps. Les macronutriments comprennent les glucides, les protéines et les graisses.

Glucides : Les glucides sont la principale source d'énergie du corps. Les glucides sont stockés dans le foie et les muscles sous forme de glycogène. Le glycogène est utilisé comme source d'énergie pendant l'exercice.

Protéines : Les protéines sont essentielles à la croissance et à la réparation des tissus musculaires. Les protéines sont également utilisées pour produire des enzymes, des hormones et d'autres composants essentiels du corps.

Graisses : Les graisses sont utilisées comme source d'énergie lors d'un exercice à long terme. Les graisses sont également utilisées pour produire des hormones et d'autres composants essentiels du corps.

4.1.2 Micronutriments

Les micronutriments sont des nutriments nécessaires en petites quantités à la santé globale du corps. Les micronutriments comprennent les vitamines et les minéraux.
Vitamines : Les vitamines sont nécessaires à diverses fonctions corporelles, notamment le métabolisme énergétique, la synthèse des protéines et la fonction immunitaire.
Minéraux : Les minéraux sont nécessaires à diverses fonctions corporelles, notamment la contraction musculaire, la transmission nerveuse et la régulation hormonale.

4.1.3 Eau

L'eau est un nutriment essentiel nécessaire à la santé globale du corps. L'eau est utilisée pour réguler la température corporelle, transporter les nutriments et l'oxygène vers les cellules et éliminer les déchets du corps.

4.2 Protéines : les éléments constitutifs du muscle

Les protéines sont essentielles à la croissance musculaire car elles constituent les éléments constitutifs des tissus corporels. En musculation, un apport adéquat en protéines est crucial, car ils fournissent les acides aminés nécessaires à la synthèse des protéines musculaires et à la récupération post-entraînement. Des sources de protéines de haute qualité telles que la viande maigre, le poulet, le poisson, les œufs et les produits laitiers sont recommandées pour garantir un apport adéquat en acides aminés essentiels.

4.2 Protéines : les éléments constitutifs du muscle

Les protéines sont essentielles à la croissance musculaire car elles constituent les éléments constitutifs des tissus corporels. En musculation, un apport adéquat en protéines est crucial, car ils fournissent les acides aminés nécessaires à la synthèse des protéines musculaires et à la récupération post-entraînement. Des sources de protéines de haute qualité telles que la viande maigre, le poulet, le poisson, les œufs et les produits laitiers sont recommandées pour garantir un apport adéquat en acides aminés essentiels.

4.2.1 Fonctions des protéines

Les protéines remplissent diverses fonctions importantes dans le corps, notamment :
Croissance et réparation des tissus : Les protéines sont essentielles à la croissance et à la réparation des tissus musculaires. Ils sont également utilisés pour produire des enzymes, des hormones et d'autres composants essentiels de l'organisme.
Production d'énergie : Les protéines peuvent être utilisées comme source d'énergie lors d'un exercice de longue durée.
Transport de l'oxygène : les protéines sont utilisées pour transporter l'oxygène vers les cellules.
Régulation de l'équilibre hydrique : Les protéines sont utilisées pour réguler l'équilibre hydrique du corps.

4.2.2 Protéines en musculation

En musculation, un apport adéquat en protéines est crucial pour la croissance musculaire et la récupération post-entraînement. Les protéines apportent les acides aminés nécessaires à la synthèse des protéines musculaires et à la réparation des tissus endommagés lors de l'entraînement.

L'apport en protéines recommandé pour les athlètes de musculation est de 1,2 à 2,0 grammes de protéines par kilogramme de poids corporel et par jour. Cette quantité de protéines peut être obtenue grâce à une alimentation saine et équilibrée qui comprend des sources de protéines de haute qualité telles que de la viande maigre, du poulet, du poisson, des œufs et des produits laitiers.

4.2.3 Sources de protéines de haute qualité

Les sources de protéines de haute qualité sont celles qui contiennent tous les acides aminés essentiels dans les bonnes proportions. Les sources de protéines de haute qualité comprennent :

Viande maigre
Poulet
Poisson
Œufs
Laitier
Soja
quinoa
Amarante

4.3 Glucides : source d'énergie et remplacement du glycogène

Les glucides sont la principale source d'énergie de l'organisme et jouent un rôle clé dans la musculation. Lors d'entraînements intenses, les glucides sont utilisés comme carburant, évitant ainsi la fatigue et améliorant la performance. De plus, les glucides sont également importants pour reconstituer le glycogène musculaire après l'exercice, contribuant ainsi à la récupération et à la régénération musculaire.

4.3.1 Fonctions des glucides

Les glucides remplissent diverses fonctions importantes dans le corps, notamment :
Source d'énergie : Les glucides sont la principale source d'énergio du corps. Ils sont stockés dans le foie et les muscles sous forme de glycogène. Le glycogène est utilisé comme source d'énergie pendant l'exercice.
Économies de protéines : les glucides aident à éviter que les protéines ne soient utilisées comme source d'énergie. Ceci est important pour la croissance et la réparation du tissu musculaire.
Régulation du métabolisme : Les glucides aident à réguler le métabolisme de l'organisme. Ils aident à contrôler la glycémie et la production d'insuline.

4.3.2 Glucides en musculation

En musculation, les glucides sont essentiels à la performance et à la récupération. Les glucides fournissent l'énergie nécessaire aux entraînements intenses et aident à prévenir la fatigue. Les glucides sont également importants pour reconstituer le glycogène musculaire après l'exercice.

L'apport en glucides recommandé pour les sportifs de musculation est de 4 à 5 grammes de glucides par kilogramme de poids corporel et par jour. Cette quantité de glucides peut être obtenue grâce à une alimentation saine et équilibrée qui comprend des sources de glucides complexes, comme le riz brun, les patates douces, l'avoine et les fruits.

4.3.3 Sources de glucides complexes

Les sources de glucides complexes sont celles qui sont digérées lentement et libèrent progressivement du glucose dans le sang. Les sources de glucides complexes comprennent :
riz brun
Patate douce
Avoine
Des fruits
Légumes
Céréales entières

4.4 Graisses : importance pour la santé et la performance

Les graisses sont souvent négligées en musculation, mais elles jouent un rôle essentiel dans la santé et les performances sportives. Les graisses fournissent de l'énergie, facilitent l'absorption des vitamines liposolubles, sont essentielles à la production d'hormones et possèdent des propriétés anti-inflammatoires. Il est important de choisir des sources de graisses saines, comme l'avocat, les noix, les graines et l'huile d'olive, et d'éviter une consommation excessive de graisses saturées et trans.

4.4.1 Fonctions des graisses

Les graisses remplissent diverses fonctions importantes
dans le corps, notamment :
Source d'énergie : Les graisses sont une source
d'énergie à haute densité. Ils sont stockés dans
l'organisme sous forme de tissu adipeux et peuvent être
utilisés comme source d'énergie lors d'exercices de
longue durée.
Absorption des vitamines : Les graisses sont nécessaires
à l'absorption des vitamines liposolubles, telles que les
vitamines A, D, E et K.
Production d'hormones : les graisses sont essentielles à
la production d'hormones, telles que les œstrogènes, la
testostérone et le cortisol.
Propriétés anti-inflammatoires : Les graisses ont des
propriétés anti-inflammatoires qui peuvent aider à réduire
l'inflammation dans le corps.

4.4.2 Les graisses en musculation

En musculation, les graisses sont importantes pour la
santé et la performance sportive. Les graisses
fournissent de l'énergie lors d'entraînements intenses,
aident à l'absorption des vitamines liposolubles, sont
essentielles à la production d'hormones et possèdent des
propriétés anti-inflammatoires.
L'apport en graisses recommandé pour les sportifs de
musculation est de 20 à 35 % des calories quotidiennes
totales. Cette quantité de graisse peut être obtenue grâce
à une alimentation saine et équilibrée qui comprend des
sources de graisses saines, comme l'avocat, les noix, les
graines et l'huile d'olive.

4.4.3 Sources de graisses saines

Les sources de graisses saines comprennent :
Avocat
Des noisettes
Graines
Huile d'olive
Huile de noix de coco
L'huile de lin
L'huile de poisson

4.5 Vitamines et minéraux : cofacteurs métaboliques

Les vitamines et les minéraux jouent un rôle fondamental dans le métabolisme et la santé globale de l'organisme. En musculation, certaines vitamines et minéraux sont particulièrement importants, comme la vitamine D, associée à la santé des os et des muscles, et le magnésium, qui joue un rôle important dans la contraction musculaire. Une alimentation équilibrée, riche en fruits, légumes, céréales complètes et aliments variés, apporte généralement une large gamme de vitamines et de minéraux nécessaires à la musculation.

4.5.1 Fonctions des vitamines et des minéraux

Les vitamines et les minéraux remplissent diverses fonctions importantes dans le corps, notamment :

Métabolisme énergétique : Les vitamines et les minéraux sont essentiels au métabolisme énergétique. Ils aident le corps à transformer les aliments en énergie.
Fonction immunitaire : Les vitamines et les minéraux sont essentiels à la fonction immunitaire. Ils aident l'organisme à combattre les infections.
Santé des os : Les vitamines et les minéraux sont essentiels à la santé des os. Ils aident le corps à construire et à maintenir des os solides.

Santé musculaire : Les vitamines et les minéraux sont essentiels à la santé musculaire. Ils aident le corps à construire et à réparer les muscles.
Santé de la peau : Les vitamines et les minéraux sont essentiels à la santé de la peau. Ils aident le corps à maintenir une peau saine et éclatante.

4.5.2 Vitamines et minéraux en musculation

En musculation, certaines vitamines et minéraux sont particulièrement pertinents, notamment :
Vitamine D : La vitamine D est essentielle à la santé des os et des muscles. Il aide le corps à absorber le calcium et le phosphore, nécessaires à la construction et au maintien de os et de muscles solides.
Magnésium : Le magnésium est un minéral essentiel qui joue un rôle important dans la contraction musculaire. Il aide également à réguler les niveaux de calcium et de potassium dans l'organisme.
Fer : Le fer est un minéral essentiel nécessaire à la production d'hémoglobine, qui transporte l'oxygène vers les muscles.
Zinc : Le zinc est un minéral essentiel nécessaire à la synthèse des protéines et à la fonction immunitaire.

4.5.3 Sources de vitamines et de minéraux

Les vitamines et les minéraux peuvent être obtenus grâce à une alimentation saine et équilibrée qui comprend une variété d'aliments, notamment :
Des fruits
Légumes
Céréales entières
Des viandes maigres
Poisson
Laitier
Des noisettes
Graines

4.6 Hydratation : importance pour la performance et la récupération

Une hydratation adéquate est essentielle pour les performances et la récupération en musculation. Lors d'un entraînement intense, la perte d'eau et d'électrolytes se produit par la transpiration, ce qui peut entraîner une déshydratation et une performance compromise. Boire de l'eau régulièrement tout au long de la journée, en plus de consommer des boissons pour sportifs ou de l'eau de coco pendant vos entraînements, aide à maintenir l'hydratation et l'équilibre électrolytique.

4.6.1 Fonctions de l'eau

L'eau remplit diverses fonctions importantes dans le corps, notamment :
Régulation de la température corporelle : L'eau aide à réguler la température corporelle grâce à la transpiration.

Transport des nutriments : L'eau aide à transporter les nutriments vers les cellules.
Élimination des déchets : L'eau aide à éliminer les déchets du corps par l'urine et la sueur.
Lubrification des joints : L'eau aide à lubrifier les joints, réduisant ainsi la friction et l'usure.

4.6.2 Hydratation en musculation

En musculation, une hydratation adéquate est essentielle à la performance et à la récupération. Lors d'entraînements intenses, l'eau et les électrolytes sont perdus par la transpiration. La déshydratation peut entraîner de la fatigue, une diminution de la force musculaire et des performances compromises.
La consommation d'eau recommandée pour les sportifs de musculation est de 3 à 4 litres par jour. Cette quantité d'eau peut être obtenue en buvant de l'eau plate, des boissons pour sportifs ou de l'eau de coco.

4.6.3 Boissons pour sportifs et eau de coco

Les boissons pour sportifs et l'eau de coco sont des boissons qui peuvent aider à maintenir l'hydratation et l'équilibre électrolytique pendant les entraînements intenses.
Les boissons pour sportifs contiennent de l'eau, des électrolytes et des glucides. Les électrolytes aident à reconstituer les pertes minérales causées par la sueur. Les glucides fournissent de l'énergie lors d'entraînements intenses.
L'eau de coco est une boisson naturelle qui contient de l'eau, des électrolytes et des glucides. L'eau de coco est une bonne option pour s'hydrater lors d'entraînements

intenses, car elle est riche en potassium, un électrolyte important pour la contraction musculaire.

4.7 Supplémentation : le rôle des suppléments en musculation

Les compléments alimentaires sont largement utilisés en musculation pour compléter l'alimentation et améliorer les performances. Il existe plusieurs suppléments disponibles, tels que la poudre de protéines, la créatine, les acides aminés à chaîne ramifiée (BCAA), la bêta-alanine et les pré-entraînements. Il est important de souligner que la supplémentation doit être individualisée et basée sur les besoins et les objectifs de chacun, en tenant toujours compte de la sécurité et de la qualité des produits.

4.7.1 Suppléments les plus courants en musculation

Les suppléments les plus courants en musculation comprennent :
Poudre de protéines : La poudre de protéines est un supplément qui fournit des protéines supplémentaires pour aider à développer et à réparer les muscles.
Créatine : La créatine est un supplément qui aide à augmenter la force et la puissance musculaires.
Acides aminés à chaîne ramifiée (BCAA) : Les BCAA sont des acides aminés essentiels qui aident à développer et à réparer les muscles.
Bêta-alanine : La bêta-alanine est un supplément qui aide à réduire la fatigue musculaire.

Pré-entraînements : les pré-entraînements sont des suppléments qui fournissent de l'énergie et de la concentration pour l'entraînement.

4.7.2 Effets de la supplémentation

Les compléments alimentaires peuvent avoir divers effets sur la musculation, notamment :
Augmentation de la masse musculaire : Certains suppléments, tels que la poudre de protéines et la créatine, peuvent aider à augmenter la masse musculaire.
Augmentation de la force musculaire : certains suppléments, tels que la créatine et les BCAA, peuvent aider à augmenter la force musculaire.
Amélioration des performances : certains suppléments, tels que les pré-entraînements, peuvent contribuer à améliorer les performances d'entraînement.

Réduire la fatigue musculaire : Certains suppléments, comme la bêta-alanine, peuvent aider à réduire la fatigue musculaire.

4.7.3 Supplémentation individualisée

La supplémentation doit être individualisée et basée sur les besoins et les objectifs de chaque personne. Certains facteurs à prendre en compte lors du choix d'un supplément comprennent :
Âge
Sexe
Poids
Hauteur
Niveau d'activité physique

Objectifs de formation

4.7.4 Sécurité et qualité

Il est important de prendre en compte la sécurité et la qualité des compléments alimentaires. Certains suppléments peuvent avoir des effets secondaires ou interagir avec des médicaments. Il est important de choisir des suppléments de marques de confiance dont la qualité a été testée.

4.8 Planification diététique et individualisation en musculation

Chaque personne est unique et a des besoins et des objectifs spécifiques en musculation. Il est donc essentiel de planifier et d'individualiser l'alimentation en fonction des objectifs de chacun. Cela peut impliquer de déterminer la quantité de calories nécessaire, la répartition appropriée des macronutriments (protéines, glucides et graisses) et la sélection d'aliments spécifiques. De plus, il est important de prendre en compte des facteurs tels que les intolérances alimentaires, les préférences personnelles et les restrictions alimentaires lors de l'élaboration d'un régime alimentaire approprié.

4.8.1 Détermination de la quantité de calories

La quantité de calories dont un bodybuilder a besoin dépend de divers facteurs, notamment :
Âge
Sexe

Poids
Hauteur
Niveau d'activité physique
Objectifs de formation
Pour gagner de la masse musculaire, un bodybuilder doit
consommer un surplus calorique, c'est-à-dire consommer
plus de calories qu'il n'en brûle. La quantité de calories
excédentaires nécessaire pour gagner de la masse
musculaire varie d'une personne à l'autre, mais se situe
généralement entre 250 et 500 calories par jour.
Pour perdre du poids, un bodybuilder doit consommer un
déficit calorique, c'est-à-dire consommer moins de
calories qu'il n'en brûle. La quantité de calories
déficientes nécessaires pour perdre du poids varie d'une
personne à l'autre, mais se situe généralement entre 250
et 500 calories par jour.

4.8.2 Répartition des macronutriments

La répartition des macronutriments (protéines, glucides et
graisses) dans l'alimentation d'un bodybuilder est
importante pour atteindre ses objectifs d'entraînement.
Protéines : Les protéines sont essentielles à la
croissance et à la réparation musculaire. L'apport en
protéines recommandé pour les bodybuilders est de 1,2 à
2,0 grammes de protéines par kilogramme de poids
corporel et par jour.
Glucides : Les glucides sont la principale source
d'énergie du corps. L'apport en glucides recommandé
pour les bodybuilders est de 4 à 5 grammes de glucides
par kilogramme de poids corporel et par jour.
Graisses : Les graisses sont essentielles à la santé
globale du corps et à la production d'hormones. L'apport

en graisses recommandé pour les bodybuilders est de 20 à 35 % des calories quotidiennes totales.

4.8.3 Sélection des aliments

La sélection des aliments pour le régime alimentaire d'un bodybuilder est importante pour garantir qu'il reçoive tous les nutriments nécessaires à sa santé globale et à ses performances d'entraînement.

Certains aliments recommandés aux bodybuilders comprennent :

Des viandes maigres

Poisson

Œufs

Laitier

Les légumineuses

Céréales entières

Des fruits

Légumes

Des noisettes

Graines

4.8.4 Facteurs individuels

Lors de l'élaboration d'un plan de repas pour un bodybuilder, il est important de prendre en compte des facteurs individuels tels que :

Intolérances alimentaires : Certaines personnes souffrent d'intolérances alimentaires, qui peuvent provoquer des symptômes tels que diarrhée, nausées et vomissements. Il est important d'éviter les aliments qui provoquent des intolérances alimentaires.

Préférences personnelles : Certaines personnes ont des préférences personnelles pour certains aliments. Il est important de prendre en compte les préférences personnelles du bodybuilder lors de l'élaboration de son plan alimentaire.

Restrictions alimentaires : Certaines personnes ont des restrictions alimentaires, comme le végétarisme ou le véganisme. Il est important de prendre en compte les restrictions alimentaires du bodybuilder lors de l'élaboration de son plan alimentaire.

4.9 L'importance du moment des repas et de la nutrition après l'entraînement

Le moment des repas et la nutrition après l'entraînement jouent un rôle crucial dans la musculation. Consommer un repas équilibré avant l'entraînement fournit suffisamment d'énergie pour une performance adéquate, tandis que la nutrition après l'entraînement est essentielle à la récupération musculaire et à la synthèse des protéines. Il est recommandé de consommer un repas riche en protéines et en glucides dans un laps de temps spécifique après votre entraînement afin d'optimiser les bienfaits de la nutrition post-entraînement.

4.9.1 Horaires des repas

Le moment des repas est important pour garantir que le corps dispose des nutriments dont il a besoin pour ses performances et sa récupération.

Repas pré-entraînement : Le repas pré-entraînement doit être consommé 1 à 2 heures avant l'entraînement. Ce repas doit être riche en glucides complexes et en protéines maigres. Les glucides complexes fourniront de l'énergie pendant votre entraînement, tandis que les protéines maigres aideront à réparer les muscles endommagés pendant votre entraînement.

Repas post-entraînement : Le repas post-entraînement doit être consommé dans les 30 minutes à 1 heure après votre entraînement. Ce repas doit être riche en protéines et en glucides simples. Les protéines aideront à réparer les muscles endommagés pendant l'entraînement, tandis que les glucides simples aideront à reconstituer les réserves de glycogène musculaire.

4.9.2 Nutrition post-entraînement

La nutrition post-entraînement est essentielle à la récupération musculaire et à la synthèse des protéines.

Protéines : L'apport en protéines après l'entraînement est essentiel à la récupération musculaire. L'apport en protéines recommandé après l'entraînement est de 20 à 40 grammes.

Glucides : L'apport de glucides après l'entraînement est important pour reconstituer les réserves de glycogène musculaire. L'apport recommandé en glucides après l'entraînement est de 1 à 1,5 grammes par kilogramme de poids corporel.

4.9.3 Avantages de la nutrition post-entraînement

La nutrition post-entraînement peut offrir plusieurs avantages, notamment :

Synthèse protéique accrue : L'ingestion de protéines après l'entraînement contribue à augmenter la synthèse protéique musculaire.

Améliore la récupération musculaire : L'ingestion de glucides après l'entraînement contribue à améliorer la récupération musculaire.
Augmentation de la force musculaire : la nutrition post-entraînement peut aider à augmenter la force musculaire.
Performances améliorées : la nutrition post-entraînement peut aider à améliorer les performances d'entraînement.

4.10 Considérations particulières : régimes restrictifs et compétitions

Certaines personnes pratiquant la musculation peuvent choisir de suivre des régimes restrictifs, comme un régime pauvre en glucides ou un régime cétogène, pour atteindre certains objectifs. Même si ces régimes peuvent présenter des bénéfices dans certaines situations, il est important de considérer leurs impacts à long terme sur la santé, l'équilibre nutritionnel et les performances sportives. De plus, pour ceux qui participent à des compétitions de musculation, le régime alimentaire et la manipulation de l'eau peuvent être des stratégies utilisées pour atteindre la meilleure forme physique le jour de la compétition.

4.10.1 Régimes restrictifs

Les régimes restrictifs sont des régimes qui limitent l'apport de certains nutriments ou groupes alimentaires. Certains régimes restrictifs courants en musculation comprennent :

Régime pauvre en glucides : Le régime pauvre en glucides est un régime qui restreint l'apport en glucides.

Régime cétogène : Le régime cétogène est un régime qui limite l'apport en glucides et en protéines et augmente l'apport en graisses.

Régime paléo : Le régime paléo est un régime qui limite la consommation d'aliments transformés, de céréales, de produits laitiers et de sucres.

4.10.2 Impacts des régimes restrictifs

Les régimes restrictifs peuvent avoir plusieurs impacts sur la santé, l'équilibre nutritionnel et les performances sportives.

Santé : Les régimes restrictifs peuvent entraîner des carences nutritionnelles, des problèmes de santé et des troubles de l'alimentation.

Équilibre nutritionnel : les régimes restrictifs peuvent entraîner un déséquilibre nutritionnel car ils peuvent restreindre l'apport de nutriments essentiels.

Performance sportive : les régimes restrictifs peuvent affecter les performances sportives, car ils peuvent limiter l'apport d'énergie et de nutriments nécessaires à la performance.

4.10.3 Alimentation et gestion de l'eau pour les compétitions

Les bodybuilders qui participent à des compétitions peuvent utiliser des stratégies de régime alimentaire et de manipulation de l'eau pour atteindre la meilleure forme physique le jour de la compétition.

Régime alimentaire : les bodybuilders peuvent suivre un régime alimentaire spécifique dans les semaines précédant la compétition afin de réduire le pourcentage de graisse corporelle et d'augmenter la définition musculaire.

Manipulation de l'eau : les bodybuilders peuvent manipuler leur consommation d'eau dans les jours précédant la compétition pour réduire la rétention d'eau et améliorer la définition musculaire.

Conclusion

La nutrition joue un rôle clé dans la musculation, fournissant les nutriments nécessaires à la croissance musculaire, à la récupération, à l'énergie et au soutien global de la performance athlétique. Les protéines, les glucides, les graisses, les vitamines, les minéraux, l'hydratation, les suppléments et la planification alimentaire individualisée sont autant d'aspects importants à prendre en compte. En comprenant et en appliquant correctement les principes nutritionnels en musculation, les athlètes peuvent maximiser leurs résultats et atteindre leurs objectifs de manière saine et durable.

La nutrition est l'un des piliers de la musculation, avec l'entraînement et le repos. Une alimentation saine et équilibrée est essentielle pour fournir à votre corps les nutriments dont il a besoin pour développer ses muscles, récupérer après un entraînement et avoir l'énergie nécessaire pour des entraînements intenses.

Les macronutriments (protéines, glucides et graisses) sont les principaux composants de l'alimentation d'un bodybuilder. Les protéines sont essentielles à la croissance et à la réparation musculaire, les glucides fournissent de l'énergie et les graisses sont essentielles à la santé globale du corps et à la production d'hormones.

Les micronutriments (vitamines et minéraux) sont également importants pour la santé globale du corps et les performances en musculation. Les vitamines aident l'organisme à convertir les aliments en énergie et les minéraux sont essentiels à la contraction musculaire, à la transmission nerveuse et à la régulation hormonale. L'hydratation est un autre aspect important de la nutrition en musculation. L'eau est essentielle pour réguler la température corporelle, transporter les nutriments et éliminer les déchets du corps.

La supplémentation peut être utile pour compléter l'alimentation et améliorer les performances en musculation. Cependant, il est important de souligner que la supplémentation doit être individualisée et basée sur les besoins et les objectifs de chacun. Il est également important de considérer la sécurité et la qualité des produits.

La planification et l'individualisation de l'alimentation sont essentielles pour réussir en musculation. En considérant des facteurs tels que la quantité de calories nécessaires, la répartition appropriée des macronutriments, la sélection d'aliments spécifiques et des facteurs individuels, il est possible d'élaborer un plan alimentaire qui répond aux besoins et aux objectifs de chaque bodybuilder.

En comprenant et en appliquant correctement les principes nutritionnels en musculation, les athlètes peuvent maximiser leurs résultats et atteindre leurs objectifs de manière saine et durable.

Chapitre 5 : Entraînement en force en musculation - Fondamentaux et stratégies

5.1 Introduction à l'entraînement en force en musculation

L'entraînement en force est la base de la musculation, étant responsable du développement, de la définition et de la symétrie musculaire. Dans ce chapitre, nous explorerons les bases de l'entraînement en force en musculation, y compris les différents types d'exercices, les méthodes d'entraînement et les stratégies permettant de maximiser les résultats.

5.1.1 Importance de l'entraînement en force

L'entraînement en force est important en musculation pour plusieurs raisons, notamment :
Augmentation de la masse musculaire : L'entraînement en force permet d'augmenter la masse musculaire, essentielle au développement physique en musculation.
Définition musculaire améliorée : L'entraînement en force contribue à améliorer la définition musculaire en augmentant la séparation entre les muscles.
Force accrue : L'entraînement en force contribue à augmenter la force, ce qui est important pour la performance lors de l'entraînement et dans la réalisation des activités quotidiennes.
Améliore la symétrie musculaire : L'entraînement en force contribue à améliorer la symétrie musculaire, car il permet de travailler les muscles de manière équilibrée.

5.1.2 Types d'exercices de force

Il existe plusieurs types d'exercices de musculation qui peuvent être utilisés en musculation, notamment :
Exercices composés : Les exercices composés sont des exercices qui font travailler plusieurs muscles en même temps. Des exemples d'exercices composés incluent le squat, le développé couché et le soulevé de terre.
Exercices d'isolement : les exercices d'isolement sont des exercices qui font travailler un muscle spécifique. Des exemples d'exercices d'isolement incluent la flexion des haltères, la flexion des triceps français et l'extension des jambes.
Exercices fonctionnels : Les exercices fonctionnels sont des exercices qui imitent les mouvements effectués dans la vie quotidienne. Des exemples d'exercices fonctionnels comprennent les squats, les fentes et les soulevés de terre.

5.1.3 Méthodes d'entraînement en force

Il existe plusieurs méthodes de musculation qui peuvent être utilisées en musculation, notamment :
Musculation gratuite : La musculation gratuite implique l'utilisation d'haltères et d'haltères. L'entraînement avec des poids libres permet de travailler les muscles librement et naturellement.
Entraînement machine : L'entraînement machine implique l'utilisation d'appareils de musculation. L'entraînement sur machine permet de travailler les muscles de manière isolée et contrôlée.
Entraînement fonctionnel : L'entraînement fonctionnel implique l'utilisation d'exercices qui imitent les mouvements effectués dans la vie quotidienne.

L'entraînement fonctionnel permet d'améliorer la force musculaire et l'équilibre.

5.1.4 Stratégies pour maximiser les résultats

Il existe plusieurs stratégies qui peuvent être utilisées pour maximiser les résultats de l'entraînement en force en musculation, notamment :
Progression de la charge : La progression de la charge consiste à augmenter progressivement la charge utilisée dans les exercices de force. La progression de la charge est essentielle pour stimuler la croissance musculaire.
Variation d'exercice : La variation d'exercice implique l'utilisation de différents exercices pour faire travailler les mêmes muscles. Varier les exercices permet d'éviter l'ennui et de stimuler la croissance musculaire.
Techniques d'intensification : Les techniques d'intensification sont des techniques qui peuvent être utilisées pour augmenter l'intensité des exercices de force. Des exemples de techniques d'intensification incluent le drop set, le superset et le rest-pause.

5.2 Exercices de base : principes fondamentaux pour la croissance musculaire

Les exercices de base sont les mouvements clés de l'entraînement en force en musculation, car ils recrutent plusieurs groupes musculaires et permettent de soulever des charges plus lourdes. Des exemples d'exercices de base comprennent les squats, les développé couchés, les soulevés de terre et les presses militaires.
L'intégration de ces exercices dans un programme

d'entraînement est essentielle pour stimuler la croissance musculaire et développer la force globale.

5.2.1 Importance des exercices de base

Les exercices de base sont importants en musculation pour plusieurs raisons, notamment :
Augmentation de la masse musculaire : les exercices de base stimulent la croissance musculaire, car ils recrutent plusieurs groupes musculaires et permettent de soulever des charges plus lourdes.
Force accrue : les exercices de base aident à augmenter la force en faisant travailler les muscles gros et forts du corps.
Stabilité améliorée : les exercices de base contribuent à améliorer la stabilité, car ils font travailler les muscles qui stabilisent le corps.
Coordination améliorée : les exercices de base aident à améliorer la coordination car ils nécessitent que les muscles travaillent ensemble de manière coordonnée.

5.2.2 Exemples d'exercices de base

Voici quelques exemples d'exercices de base :
Squats : Les squats sont un exercice qui fait travailler les muscles des jambes, des fessiers et du dos.
Développé couché : Le développé couché est un exercice qui fait travailler les muscles de la poitrine, des épaules et des triceps.
Deadlift : Le soulevé de terre est un exercice qui fait travailler les muscles du dos, des jambes et des fessiers.
Presse militaire : La presse militaire est un exercice qui fait travailler les muscles des épaules.

5.2.3 Comment intégrer des exercices de base dans un programme de formation

Les exercices de base doivent être intégrés progressivement dans un programme d'entraînement. Il est important de commencer avec des charges légères et d'augmenter progressivement la charge à mesure que la force et la technique s'améliorent.
Les exercices de base peuvent être effectués dans une variété de programmes de formation, notamment :
Entraînement complet du corps : L'entraînement complet du corps implique l'entraînement de tous les groupes musculaires à chaque séance d'entraînement.
Entraînement Body Split : L'entraînement Body Split implique l'entraînement de groupes musculaires spécifiques à différents jours de la semaine.

5.3 Exercices isolés : focus sur l'hypertrophie musculaire et la définition

Les exercices isolés visent à orienter le travail vers des muscles spécifiques, en visant l'hypertrophie et la définition musculaire. Ces exercices sont importants pour créer une symétrie et des détails musculaires, assurant un physique équilibré et esthétique. Des exemples d'exercices d'isolement comprennent les boucles des biceps, les extensions des jambes du quadriceps et les élévations latérales du deltoïde.

5.3.1 Importance des exercices isolés

Les exercices isolés sont importants en musculation pour plusieurs raisons, notamment :

Hypertrophie musculaire : Les exercices isolés contribuent à augmenter l'hypertrophie musculaire, car ils permettent de travailler les muscles de manière isolée et avec une plus grande intensité.
Définition musculaire : Les exercices isolés contribuent à améliorer la définition musculaire, car ils permettent de travailler les muscles de manière plus spécifique.

Symétrie musculaire : Les exercices isolés contribuent à améliorer la symétrie musculaire, car ils permettent de travailler les muscles de manière équilibrée.
Esthétique musculaire : Les exercices isolés contribuent à améliorer l'esthétique musculaire, car ils permettent de travailler les muscles afin de créer des détails et des lignes musculaires.

5.3.2 Exemples d'exercices isolés

Voici quelques exemples d'exercices isolés :
Curl biceps : Le curl biceps est un exercice qui fait travailler le biceps brachial.
Extension de jambe pour quadriceps : L'extension de jambe pour quadriceps est un exercice qui fait travailler le quadriceps fémoral.
Élévation latérale des deltoïdes : L'élévation latérale des deltoïdes est un exercice qui fait travailler le deltoïde latéral.

5.3.3 Comment intégrer des exercices isolés dans un programme de formation

Les exercices isolés doivent être intégrés progressivement dans un programme de formation. Il est important de commencer avec des charges légères et d'augmenter progressivement la charge à mesure que la force et la technique s'améliorent.

Des exercices isolés peuvent être effectués dans le cadre de divers programmes de formation, notamment :
Entraînement complet du corps : L'entraînement complet du corps implique l'entraînement de tous les groupes musculaires à chaque séance d'entraînement.
Entraînement Body Split : L'entraînement Body Split implique l'entraînement de groupes musculaires spécifiques à différents jours de la semaine.

5.4 Méthodes de formation : variété et progression

En musculation, la variété et la progression sont essentielles pour favoriser une croissance musculaire continue. Différentes méthodes d'entraînement peuvent être utilisées pour atteindre ces objectifs, telles que l'entraînement pyramidal, les supersets, les drop sets, les répétitions forcées et les pauses. L'intégration de ces méthodes dans un programme d'entraînement permet une surcharge progressive et une adaptation musculaire continue.

5.4.1 Importance de la variété et de la progression

La variété et la progression sont importantes en musculation pour plusieurs raisons, notamment :
Prévenir la stagnation : la variété et la progression aident à prévenir la stagnation en empêchant le corps de s'adapter à un seul stimulus d'entraînement.
Augmentation de la masse musculaire : La variété et la progression contribuent à augmenter la masse

musculaire car elles stimulent la croissance musculaire
de différentes manières.

Force améliorée : La variété et la progression contribuent
à améliorer la force en permettant aux muscles d'être
travaillés de différentes manières.

Définition musculaire améliorée : La variété et la
progression contribuent à améliorer la définition
musculaire, car elles permettent de travailler les muscles
de manière plus spécifique.

5.4.2 Méthodes de formation

Voici quelques exemples de méthodes d'entraînement
pouvant être utilisées en musculation :

Entraînement pyramidal : L'entraînement pyramidal
consiste à augmenter progressivement la charge et le
nombre de répétitions dans chaque série, suivi d'une
réduction progressive de la charge et du nombre de
répétitions dans les séries suivantes.

Supersets : les supersets consistent à effectuer deux
séries d'exercices différents, l'une après l'autre, sans
repos entre les séries.

Drop sets : Les drop sets consistent à effectuer une série
d'exercices avec une charge lourde, suivis d'une
réduction progressive de la charge et du nombre de
répétitions dans les séries suivantes.

Répétitions forcées : Les répétitions forcées consistent à
effectuer une série d'exercices avec une lourde charge
jusqu'à ce que l'athlète ne puisse plus effectuer les
répétitions seul.

Pauses de repos : Les pauses de repos consistent à
effectuer une série d'exercices avec une charge lourde,
suivie d'une brève période de repos, puis à poursuivre la
série.

5.4.3 Comment intégrer des méthodes de formation dans un programme de formation

Les méthodes de formation doivent être intégrées progressivement dans un programme de formation. Il est important de commencer avec des charges légères et d'augmenter progressivement la charge à mesure que la force et la technique s'améliorent.
Les méthodes de formation peuvent être utilisées dans une variété de programmes de formation, notamment :
Entraînement complet du corps : L'entraînement complet du corps implique l'entraînement de tous les groupes musculaires à chaque séance d'entraînement.
Entraînement Body Split : L'entraînement Body Split implique l'entraînement de groupes musculaires spécifiques à différents jours de la semaine.

5.5 Volume et intensité : ajustement de la charge d'entraînement

Le volume et l'intensité sont deux aspects importants de l'entraînement en force en musculation. Le volume fait référence au nombre total de séries et de répétitions effectuées au cours d'un entraînement, tandis que l'intensité fait référence à la charge utilisée pendant l'exercice. La manipulation de ces variables peut être effectuée pour périodiser l'entraînement, en alternant des périodes de plus grand volume avec des périodes de plus grande intensité, dans le but de maximiser la croissance musculaire et d'éviter la stagnation.

5.5.1 Importance du volume et de l'intensité

Le volume et l'intensité sont importants en musculation pour plusieurs raisons, notamment :

Croissance musculaire : Le volume et l'intensité sont essentiels à la croissance musculaire car ils stimulent la croissance musculaire de différentes manières.

Force musculaire : Le volume et l'intensité sont importants pour la force musculaire, car ils permettent de travailler les muscles de différentes manières.

Définition musculaire : Le volume et l'intensité sont importants pour la définition musculaire, car ils permettent de travailler les muscles de manière plus spécifique.

Prévenir la stagnation : le volume et l'intensité sont importants pour prévenir la stagnation, car ils empêchent le corps de s'adapter à un seul stimulus d'entraînement.

5.5.2 Manipulation du volume et de l'intensité

Le volume et l'intensité peuvent être manipulés de plusieurs manières pour périodiser l'entraînement. Voici quelques exemples de périodisation :

Périodisation linéaire : La périodisation linéaire implique une augmentation progressive du volume et de l'intensité au fil du temps.

Périodisation ondulatoire : La périodisation ondulatoire implique une variation de volume et d'Intensité dans les vagues, avec des périodes de plus grand volume et d'intensité plus faible, suivies de périodes de volume plus faible et de plus grande intensité.

Périodisation des blocs : la périodisation des blocs consiste à diviser l'entraînement en blocs, chaque bloc ayant un objectif spécifique, tel que l'hypertrophie, la force ou la définition musculaire.

5.5.3 Comment intégrer le volume et l'intensité dans un programme d'entraînement

Le volume et l'intensité doivent être intégrés progressivement et progressivement dans un programme d'entraînement. Il est important de commencer avec des charges légères et d'augmenter progressivement la charge à mesure que la force et la technique s'améliorent.

Le volume et l'intensité peuvent être utilisés dans une variété de programmes d'entraînement, notamment : Entraînement complet du corps : L'entraînement complet du corps implique l'entraînement de tous les groupes musculaires à chaque séance d'entraînement. Entraînement Body Split : L'entraînement Body Split implique l'entraînement de groupes musculaires spécifiques à différents jours de la semaine.

5.6 Fréquence d'entraînement : optimiser la récupération et la croissance

La fréquence d'entraînement est un aspect fondamental en musculation, car elle affecte directement la récupération et la croissance musculaire. Il est important de trouver un équilibre entre le volume et l'intensité de l'entraînement, en tenant compte du temps nécessaire à une récupération musculaire adéquate. La fréquence des entraînements peut varier en fonction du niveau d'expérience, des objectifs individuels et du temps disponible.

5.6.1 Importance de la fréquence de formation

La fréquence d'entraînement est importante en musculation pour plusieurs raisons, notamment :
Croissance musculaire : La fréquence d'entraînement est importante pour la croissance musculaire car elle permet de travailler les muscles plus fréquemment.
Récupération musculaire : la fréquence des entraînements est importante pour la récupération musculaire, car elle laisse à vos muscles suffisamment de temps pour récupérer entre les entraînements.
Prévenir la stagnation : la fréquence des entraînements est importante pour prévenir la stagnation, car elle empêche le corps de s'adapter à un seul stimulus d'entraînement.

5.6.2 Facteurs qui influencent la fréquence d'entraînement

La fréquence des entraînements peut être influencée par plusieurs facteurs, notamment :
Niveau d'expérience : les athlètes débutants ont généralement besoin d'une fréquence d'entraînement inférieure à celle des athlètes plus expérimentés.
Objectifs individuels : les athlètes ayant des objectifs différents peuvent avoir besoin de fréquences d'entraînement différentes. Par exemple, les athlètes cherchant à gagner de la masse musculaire peuvent avoir besoin d'une fréquence d'entraînement plus élevée que les athlètes cherchant à perdre du poids.
Disponibilité de temps : les athlètes disposant de temps limité peuvent avoir besoin d'une fréquence

d'entraînement inférieure à celle des athlètes disposant
de plus de temps.

5.6.3 Comment déterminer la fréquence
d'entraînement idéale

La fréquence d'entraînement idéale pour chaque athlète
dépend de divers facteurs, notamment ceux mentionnés
ci-dessus. Cependant, certaines directives générales
peuvent être suivies :
Athlètes débutants : Les athlètes débutants devraient
commencer avec une fréquence d'entraînement de 2 à 3
fois par semaine.
Athlètes intermédiaires : Les athlètes intermédiaires
peuvent augmenter la fréquence d'entraînement à 3 à 4
fois par semaine.
Athlètes avancés : Les athlètes avancés peuvent
s'entraîner 5 à 6 fois par semaine.

5.7 Périodisation : stratégie de progression
et d'évolution

La périodisation est une stratégie utilisée en musculation
pour planifier et organiser l'entraînement dans le temps,
en visant une progression et une évolution continue.
Généralement, la périodisation implique de diviser
l'entraînement en différentes phases, telles que la phase
de volume, la phase de force et la phase de définition,
chacune avec des objectifs et des méthodes spécifiques.
La périodisation permet une adaptation musculaire
continue, évitant la stagnation et maximisant les
résultats.

5.7.1 Importance de la périodisation

La périodisation est importante en musculation pour plusieurs raisons, notamment :

Progression : La périodisation permet aux athlètes de progresser progressivement et systématiquement, en évitant la stagnation.

Adaptation musculaire : la périodisation permet aux muscles de s'adapter aux différents stimuli d'entraînement, maximisant ainsi la croissance musculaire.

Prévention des blessures : la périodisation aide à prévenir les blessures en permettant aux athlètes de récupérer adéquatement entre les entraînements.

Optimisation des performances : la périodisation permet d'optimiser les performances en permettant aux athlètes d'atteindre leur forme maximale au bon moment.

5.7.2 Types de périodisation

Il existe plusieurs types de périodisation qui peuvent être utilisés en musculation, notamment :

Périodisation linéaire : La périodisation linéaire implique une augmentation progressive du volume et de l'intensité au fil du temps.

Périodisation ondulatoire : La périodisation ondulatoire implique une variation de volume et d'intensité dans les vagues, avec des périodes de plus grand volume et d'intensité plus faible, suivies de périodes de volume plus faible et de plus grande intensité.

Périodisation des blocs : la périodisation des blocs consiste à diviser l'entraînement en blocs, chaque bloc ayant un objectif spécifique, tel que l'hypertrophie, la force ou la définition musculaire.

5.7.3 Comment intégrer la périodisation dans un programme de formation

La périodisation doit être intégrée progressivement dans un programme de formation. Il est important de commencer par une périodisation simple et d'augmenter la complexité à mesure que l'expérience et les connaissances augmentent.
La périodisation peut être utilisée dans une variété de programmes de formation, notamment :
Entraînement complet du corps : L'entraînement complet du corps implique l'entraînement de tous les groupes musculaires à chaque séance d'entraînement.
Entraînement Body Split : L'entraînement Body Split implique l'entraînement de groupes musculaires spécifiques à différents jours de la semaine.

5.8 Récupération et repos : essentiels à la croissance musculaire

La récupération et le repos sont des aspects cruciaux de la musculation, car c'est pendant ces périodes que se produisent la régénération musculaire et la synthèse des protéines. Il est important de prévoir un temps de repos adéquat entre les entraînements, en plus de donner la priorité à un sommeil de qualité, à une alimentation adéquate et à la réduction du stress.

5.9 Nutrition en musculation : aliments pour la croissance musculaire

La nutrition joue un rôle fondamental en musculation, étant essentielle à la croissance et à la récupération musculaire. Une alimentation équilibrée et adaptée aux besoins individuels est cruciale pour apporter les nutriments nécessaires au processus d'hypertrophie musculaire. Cela inclut une consommation adéquate de protéines, de glucides, de graisses saines, de vitamines et de minéraux. De plus, une supplémentation peut être utilisée pour compléter l'alimentation et répondre à des besoins spécifiques.

5.9.1 Importance de la nutrition

La nutrition est importante en musculation pour plusieurs raisons, notamment :

Croissance musculaire : La nutrition est essentielle à la croissance musculaire, car elle fournit les nutriments nécessaires à la synthèse des protéines et à la réparation musculaire.

Récupération musculaire : La nutrition est importante pour la récupération musculaire car elle fournit les nutriments nécessaires à la reconstruction des tissus musculaires endommagés pendant l'entraînement.

Force musculaire : La nutrition est importante pour la force musculaire car elle fournit les nutriments nécessaires à la production d'énergie et à la contraction musculaire.

Définition musculaire : La nutrition est importante pour la définition musculaire, car elle contribue à réduire le pourcentage de graisse corporelle et à augmenter la définition musculaire.

5.9.2 Macronutriments

Les macronutriments sont les principaux composants de l'alimentation d'un bodybuilder. Ils comprennent des protéines, des glucides et des graisses.

Protéines : Les protéines sont essentielles à la croissance musculaire, car elles fournissent les acides aminés nécessaires à la synthèse des protéines. L'apport en protéines recommandé pour les bodybuilders est de 1,2 à 2,0 grammes de protéines par kilogramme de poids corporel et par jour.

Glucides : Les glucides sont la principale source d'énergie du corps. L'apport en glucides recommandé pour les bodybuilders est de 4 à 5 grammes de glucides par kilogramme de poids corporel et par jour.

Graisses : Les graisses sont essentielles à la santé globale du corps et à la production d'hormones. L'apport en graisses recommandé pour les bodybuilders est de 20 à 35 % des calories quotidiennes totales.

5.9.3 Micronutriments

Les micronutriments sont des vitamines et des minéraux. Ils sont essentiels à la santé globale du corps et aux performances en musculation.

Vitamines : Les vitamines aident le corps à convertir les aliments en énergie et à réparer les tissus.

Minéraux : Les minéraux sont essentiels à la contraction musculaire, à la transmission nerveuse et à la régulation hormonale.

5.9.4 Supplémentation

La supplémentation peut être utilisée pour compléter l'alimentation et répondre à des besoins spécifiques. Certains suppléments qui peuvent être utiles aux bodybuilders comprennent :

Poudre de protéines : La poudre de protéines peut être utilisée pour augmenter l'apport en protéines.

Créatine : La créatine est un supplément qui aide à
augmenter la force et la puissance musculaires.
Acides aminés à chaîne ramifiée (BCAA) : Les BCAA
sont des acides aminés essentiels qui aident à
développer et à réparer les muscles.
Bêta-alanine : La bêta-alanine est un supplément qui
aide à réduire la fatigue musculaire.
Pré-entraînements : les pré-entraînements sont des
suppléments qui fournissent de l'énergie et de la
concentration pour l'entraînement.

5.10 L'importance du soutien professionnel en musculation

Enfin, il est important de souligner l'importance de
l'accompagnement professionnel en musculation. Un
coach ou un entraîneur personnel spécialisé dans la
musculation et la musculation peut vous aider à
concevoir un programme d'entraînement individualisé, en
fournissant des conseils nutritionnels adéquats et en
suivant les progrès. Avoir un professionnel expérimenté à
vos côtés peut vous aider à éviter les blessures, à
optimiser vos performances et à atteindre vos objectifs
souhaités.

5.10.1 Avantages du soutien professionnel

Un accompagnement professionnel en musculation peut
apporter plusieurs avantages, notamment :
Programme d'entraînement individualisé : Un coach ou
un entraîneur personnel peut créer un programme
d'entraînement individualisé, en tenant compte des
besoins spécifiques, des objectifs et des limites de
chaque athlète.

Conseils nutritionnels adéquats : Un coach ou un entraîneur personnel peut fournir des conseils nutritionnels adéquats, aidant l'athlète à suivre une alimentation équilibrée adaptée à ses besoins.

Suivi des progrès : un entraîneur ou un entraîneur personnel peut suivre les progrès de l'athlète, évaluer ses progrès et apporter les ajustements nécessaires au programme d'entraînement et au régime alimentaire.

Prévention des blessures : Un entraîneur ou un entraîneur personnel peut aider l'athlète à éviter les blessures en lui apprenant à effectuer correctement les exercices et à respecter ses limites.

Optimisation des performances : un coach ou un entraîneur personnel peut aider l'athlète à optimiser ses performances en lui fournissant des conseils techniques ot motivationnols.

Atteindre les objectifs souhaités : un entraîneur ou un entraîneur personnel peut aider l'athlète à atteindre les objectifs souhaités, en lui fournissant soutien et conseils tout au long du chemin.

5.10.2 Comment choisir un coach ou un entraîneur personnel

Lors du choix d'un coach ou d'un entraîneur personnel, il est important de considérer les facteurs suivants :

Qualification : Assurez-vous que l'entraîneur ou l'entraîneur personnel est qualifié et possède de l'expérience en musculation et en musculation.

Expérience : privilégiez les entraîneurs ou les entraîneurs personnels ayant une expérience avérée pour aider les athlètes à atteindre leurs objectifs.

Références : demandez des références à d'autres athlètes qui ont travaillé avec l'entraîneur ou l'entraîneur personnel.

Communication : assurez-vous de bien communiquer avec le coach ou l'entraîneur personnel et qu'il est prêt à écouter vos besoins et vos objectifs.

Conclusion

Dans le chapitre 5, nous explorons les principes fondamentaux et les stratégies de l'entraînement en force en musculation. Nous abordons l'importance des exercices de base et isolés, les différentes méthodes d'entraînement, la manipulation du volume et de l'intensité, la fréquence d'entraînement, la périodisation, la récupération et le repos, une alimentation adéquate et l'importance d'un soutien professionnel. En appliquant ces concepts à votre programme d'entraînement, vous serez sur la bonne voie pour obtenir des résultats significatifs en musculation.

L'entraînement en force est le fondement de la musculation et est essentiel au développement, à la définition et à la symétrie musculaire. En comprenant et en appliquant correctement les principes de l'entraînement en force, les athlètes peuvent maximiser leurs résultats et atteindre leurs objectifs de manière sûre et efficace.

La nutrition joue également un rôle clé dans la musculation, en fournissant les nutriments nécessaires à la croissance, à la récupération et à la performance musculaire. En suivant une alimentation équilibrée et adaptée aux besoins individuels, les bodybuilders peuvent maximiser leurs résultats et atteindre leurs objectifs de manière sûre et efficace.

Un accompagnement professionnel est essentiel pour réussir en musculation. En travaillant avec un entraîneur ou un entraîneur personnel qualifié et expérimenté, les athlètes peuvent maximiser leurs résultats et atteindre leurs objectifs de manière sûre et efficace.
N'oubliez pas que la musculation est un voyage, pas une destination. Soyez patient, persévérant et cohérent dans votre entraînement, votre alimentation et votre repos. Avec du temps et du dévouement, vous atteindrez vos objectifs et deviendrez la meilleure version de vous-même.

Chapitre 6 : Nutrition en musculation – Aliments pour la croissance et la définition musculaire

6.1 Introduction à la nutrition en musculation

La nutrition joue un rôle fondamental en musculation, car c'est grâce à la nutrition que l'organisme reçoit les nutriments nécessaires à la croissance, à la récupération et à la définition musculaire. Dans ce chapitre, nous explorerons les principes de base de la nutrition en musculation, notamment l'importance des macronutriments, d'une hydratation adéquate et d'une supplémentation.

6.1.1 Importance de la nutrition

La nutrition est importante en musculation pour plusieurs raisons, notamment :

Croissance musculaire : La nutrition est essentielle à la croissance musculaire, car elle fournit les nutriments nécessaires à la synthèse des protéines et à la réparation musculaire.

Récupération musculaire : La nutrition est importante pour la récupération musculaire car elle fournit les nutriments nécessaires à la reconstruction des tissus musculaires endommagés pendant l'entraînement.

Force musculaire : La nutrition est importante pour la force musculaire car elle fournit les nutriments nécessaires à la production d'énergie et à la contraction musculaire.

Définition musculaire : La nutrition est importante pour la définition musculaire, car elle contribue à réduire le pourcentage de graisse corporelle et à augmenter la définition musculaire.

6.1.2 Macronutriments

Les macronutriments sont les principaux composants de l'alimentation d'un bodybuilder. Ils comprennent des protéines, des glucides et des graisses.

Protéines : Les protéines sont essentielles à la croissance musculaire, car elles fournissent les acides aminés nécessaires à la synthèse des protéines. L'apport en protéines recommandé pour les bodybuilders est de 1,2 à 2,0 grammes de protéines par kilogramme de poids corporel et par jour.

Glucides : Les glucides sont la principale source d'énergie du corps. L'apport en glucides recommandé pour les bodybuilders est de 4 à 5 grammes de glucides par kilogramme de poids corporel et par jour.

Graisses : Les graisses sont essentielles à la santé globale du corps et à la production d'hormones. L'apport en graisses recommandé pour les bodybuilders est de 20 à 35 % des calories quotidiennes totales.

6.1.3 Hydratation

L'hydratation est essentielle à la performance en musculation. L'eau est nécessaire à la régulation de la température corporelle, au transport des nutriments et à l'élimination des déchets du corps. La consommation d'eau recommandée pour les bodybuilders est de 3 à 4 litres par jour.

6.1.4 Supplémentation

La supplémentation peut être utilisée pour compléter l'alimentation et répondre à des besoins spécifiques. Certains suppléments qui peuvent être utiles aux bodybuilders comprennent :
Poudre de protéines : La poudre de protéines peut être utilisée pour augmenter l'apport en protéines.
Créatine : La créatine est un supplément qui aide à augmenter la force et la puissance musculaires.
Acides aminés à chaîne ramifiée (BCAA) : Les BCAA sont des acides aminés essentiels qui aident à développer et à réparer les muscles.
Bêta-alanine : La bêta-alanine est un supplément qui aide à réduire la fatigue musculaire.
Pré-entraînements : les pré-entraînements sont des suppléments qui fournissent de l'énergie et de la concentration pour l'entraînement.

6.2 Macronutriments : protéines, glucides et graisses

Les macronutriments sont les nutriments essentiels qui fournissent de l'énergie à l'organisme et sont fondamentaux pour la croissance musculaire en musculation. Les protéines sont responsables de la construction et de la réparation des tissus musculaires. Les glucides sont la principale source d'énergie et sont nécessaires à la performance lors d'un entraînement intense. Les graisses saines sont importantes pour la santé globale et la régulation hormonale. Il est essentiel d'équilibrer les apports en protéines, glucides et lipides en fonction des besoins de chacun.

6.2.1 Protéines

Les protéines sont essentielles à la croissance musculaire car elles fournissent les acides aminés nécessaires à la synthèse des protéines. L'apport en protéines recommandé pour les bodybuilders est de 1,2 à 2,0 grammes de protéines par kilogramme de poids corporel et par jour.
Les protéines peuvent être obtenues à partir de diverses sources alimentaires, notamment :
Des viandes maigres
Poisson
Œufs
Laitier
Les légumineuses
Céréales entières

6.2.2 Glucides

Les glucides constituent la principale source d'énergie du corps. L'apport en glucides recommandé pour les bodybuilders est de 4 à 5 grammes de glucides par kilogramme de poids corporel et par jour.
Les glucides peuvent être obtenus à partir de diverses sources alimentaires, notamment :
riz brun
Patate douce
Avoine
Des fruits
Légumes
Céréales entières

6.2.3 Graisses

Les graisses sont essentielles à la santé globale de l'organisme et à la régulation hormonale. L'apport en graisses recommandé pour les bodybuilders est de 20 à 35 % des calories quotidiennes totales.
Les graisses peuvent être obtenues à partir de diverses sources alimentaires, notamment :
Avocat
Des noisettes
Graines
Huile d'olive
Huile de noix de coco
L'huile de lin
L'huile de poisson

6.2.4 Équilibre des macronutriments

L'équilibre des macronutriments est essentiel au succès de la musculation. L'apport en protéines, glucides et graisses doit être ajusté en fonction des besoins individuels.
Certains facteurs qui peuvent influencer les besoins en macronutriments comprennent :
Âge
Sexe
Poids
Hauteur
Niveau d'activité physique
Objectifs de formation

6.3 Protéines : la pierre angulaire du muscle

Les protéines jouent un rôle crucial dans le processus de construction musculaire. Ils sont constitués d'acides aminés, qui sont les éléments constitutifs des muscles. En musculation, il est important de consommer des protéines de haute qualité, provenant de sources telles que les viandes maigres, le poisson, les œufs, les produits laitiers, les légumineuses et les suppléments protéiques. La quantité de protéines nécessaire varie en fonction du poids corporel, du niveau d'activité physique et des objectifs individuels.

6.3.1 Fonctions des protéines

Les protéines remplissent plusieurs fonctions importantes dans le corps, notamment :
Croissance et réparation musculaire : Les protéines sont essentielles à la croissance et à la réparation des tissus musculaires.
Production d'hormones : Les protéines sont nécessaires à la production d'hormones, telles que l'insuline et l'hormone de croissance, qui sont importantes pour la croissance musculaire.
Transport des nutriments : Les protéines sont nécessaires au transport des nutriments, tels que les acides aminés, le glucose et l'oxygène, vers les muscles.
Régulation du métabolisme : Les protéines sont nécessaires à la régulation du métabolisme, qui est le processus de conversion des aliments en énergie.

6.3.2 Sources de protéines

Les protéines peuvent être obtenues à partir de diverses sources alimentaires, notamment :
Viandes maigres : Les viandes maigres, comme le poulet, la dinde et le bœuf maigre, sont d'excellentes sources de protéines de haute qualité.

Poisson : Les poissons, comme le saumon, le thon et la morue, sont d'excellentes sources de protéines de haute qualité et d'acides gras oméga-3.

Oeufs : Les œufs sont une excellente source de protéines de haute qualité et de vitamines et minéraux essentiels.

Produits laitiers : Les produits laitiers, comme le lait, le yaourt et le fromage, sont d'excellentes sources de protéines et de calcium de haute qualité.

Légumineuses : Les légumineuses, comme les haricots, les lentilles et les pois chiches, sont d'excellentes sources de protéines et de fibres de haute qualité.

Suppléments protéiques : Les suppléments protéiques peuvent être utilisés pour augmenter l'apport en protéines, en particulier pour les athlètes qui ont des difficultés à obtenir suffisamment de protéines dans leur alimentation.

6.3.3 Quantité de protéines

La quantité de protéines nécessaire aux bodybuilders varie en fonction du poids corporel, du niveau d'activité physique et des objectifs individuels.

Athlètes débutants : Les athlètes débutants devraient consommer environ 1,2 gramme de protéines par kilogramme de poids corporel et par jour.

Athlètes intermédiaires : Les athlètes intermédiaires devraient consommer environ 1,5 gramme de protéines par kilogramme de poids corporel et par jour.

Athlètes avancés : Les athlètes avancés devraient consommer environ 2,0 grammes de protéines par kilogramme de poids corporel et par jour.

6.4 Glucides : énergie pour un entraînement intense

Les glucides sont la principale source d'énergie lors d'un entraînement intense de musculation. Ils sont stockés dans l'organisme sous forme de glycogène musculaire et hépatique et sont essentiels au maintien de performances adéquates pendant l'exercice. Il est recommandé de consommer des glucides complexes tels que les céréales complètes, le riz, les patates douces, les fruits et légumes, car ils fournissent une énergie soutenue et sont riches en fibres. La quantité de glucides nécessaire varie en fonction des besoins individuels et du niveau d'activité physique.

6.4.1 Fonctions des glucides

Les glucides remplissent plusieurs fonctions importantes dans le corps, notamment :

Source d'énergie : Les glucides sont la principale source d'énergie du corps. Ils sont convertis en glucose, qui est utilisé par les cellules pour produire de l'énergie.

Économies de protéines : les glucides aident à éviter que les protéines ne soient utilisées comme source d'énergie. Ceci est important pour la croissance musculaire car les protéines sont nécessaires à la construction et à la réparation des tissus musculaires.

Régulation du métabolisme : Les glucides aident à réguler le métabolisme, qui est le processus de conversion des aliments en énergie.

Amélioration des performances : les glucides aident à améliorer les performances lors d'un entraînement intense en fournissant une énergie soutenue à vos muscles.

6.4.2 Sources de glucides

Les glucides peuvent être obtenus à partir de diverses sources alimentaires, notamment :
Céréales entières : Les céréales complètes, comme le riz brun, l'avoine et le pain à grains entiers, sont d'excellentes sources de glucides complexes et de fibres.
Riz : Le riz est une excellente source de glucides complexes et est facile à digérer.
Patates douces : Les patates douces sont une excellente source de glucides complexes et sont riches en vitamines et minéraux.
Fruits : Les fruits sont d'excellentes sources de glucides complexes, de vitamines et de minéraux.
Légumes : Les légumes sont d'excellentes sources de glucides complexes et de fibres.

6.4.3 Quantité de glucides

La quantité de glucides nécessaire aux bodybuilders varie en fonction des besoins individuels et du niveau d'activité physique.
Athlètes débutants : Les athlètes débutants devraient consommer environ 4 grammes de glucides par kilogramme de poids corporel et par jour.
Athlètes intermédiaires : Les athlètes intermédiaires devraient consommer environ 5 grammes de glucides par kilogramme de poids corporel et par jour.
Athlètes avancés : Les athlètes avancés devraient consommer environ 6 grammes de glucides par kilogramme de poids corporel et par jour.

6.5 Graisses : importantes pour la santé et la régulation hormonale

Les graisses jouent également un rôle clé dans la nutrition du bodybuilding. Ils sont importants pour la santé générale de l'organisme et jouent un rôle crucial dans la régulation hormonale. Il est recommandé de consommer des graisses saines, comme celles que l'on trouve dans les poissons gras, l'avocat, les noix, les graines et l'huile d'olive. Il est important de se rappeler que les graisses sont riches en calories, vous devez donc contrôler votre consommation pour éviter les excès de calories.

6.5.1 Fonctions des graisses

Les graisses remplissent plusieurs fonctions importantes dans le corps, notamment :

Stockage d'énergie : Les graisses constituent la principale forme de stockage d'énergie du corps. Ils sont stockés dans le tissu adipeux et peuvent être utilisés comme source d'énergie en cas de besoin.

Production d'hormones : les graisses sont essentielles à la production d'hormones, telles que la testostérone et les œstrogènes. Ces hormones sont importantes pour la croissance musculaire et la régulation du métabolisme.

Absorption des vitamines : Les graisses sont nécessaires à l'absorption des vitamines liposolubles, telles que les vitamines A, D, E et K.

Protection des organes : les graisses aident à protéger les organes vitaux, tels que le cœur et le foie, contre les dommages.

Isolation thermique : Les graisses aident à garder le corps au chaud et à l'isoler du froid.

6.5.2 Sources de graisses saines

Les graisses saines peuvent être obtenues à partir de
diverses sources alimentaires, notamment :
Poissons gras : Les poissons gras, comme le saumon, le
thon et les sardines, sont d'excellentes sources d'acides
gras oméga-3.
Avocat : L'avocat est une excellente source de graisses
monoinsaturées et est riche en vitamines et minéraux.
Noix : Les noix sont d'excellentes sources de graisses
polyinsaturées et sont riches en fibres et en vitamines.
Graines : Les graines, comme les graines de lin, de chia
et de citrouille, sont d'excellentes sources de gras
polyinsaturés et sont riches en fibres et en minéraux.

Huile d'olive : L'huile d'olive est une excellente source de
graisses monoinsaturées et est riche en antioxydants.

6.5.3 Quantité de graisses

La quantité de graisse nécessaire aux bodybuilders varie
en fonction des besoins individuels et du niveau d'activité
physique.
Athlètes débutants : Les athlètes débutants devraient
consommer environ 20 % de leurs calories quotidiennes
totales provenant des graisses.
Athlètes intermédiaires : Les athlètes intermédiaires
devraient consommer environ 25 % de leurs calories
quotidiennes totales provenant des graisses.
Athlètes avancés : Les athlètes avancés devraient
consommer environ 30 % de leurs calories quotidiennes
totales provenant des graisses.

6.6 Hydratation adéquate : importance pour la performance et la récupération

Une hydratation adéquate est essentielle à la performance lors de l'entraînement et à la récupération musculaire en musculation. L'eau joue un rôle crucial dans le transport des nutriments, dans la régulation de la température corporelle et dans la lubrification des articulations. Il est important de boire de l'eau régulièrement tout au long de la journée et d'en augmenter la consommation lors d'entraînements intenses. De plus, il est recommandé d'éviter une consommation excessive de boissons alcoolisées et de boissons gazeuses, car elles peuvent nuire à l'hydratation et fournir des calories vides.

6.6.1 Importance de l'hydratation

Une hydratation adéquate est importante pour la musculation pour plusieurs raisons, notamment :
Performance : Une hydratation adéquate est essentielle pour la performance lors d'un entraînement intense. L'eau aide à transporter les nutriments vers vos muscles, à réguler la température corporelle et à lubrifier vos articulations.
Récupération : Une hydratation adéquate est essentielle pour la récupération musculaire après l'entraînement. L'eau aide à éliminer les déchets métaboliques des muscles et à réparer les tissus endommagés.
Santé générale : Une hydratation adéquate est essentielle à la santé globale du corps. L'eau aide à réguler la température corporelle, à transporter les nutriments et l'oxygène vers les cellules et à éliminer les déchets métaboliques du corps.

6.6.2 Quantité d'eau

La quantité d'eau nécessaire aux bodybuilders varie en fonction des besoins individuels et du niveau d'activité physique.
Athlètes débutants : Les athlètes débutants devraient consommer environ 3 litres d'eau par jour.
Athlètes intermédiaires : Les athlètes intermédiaires devraient consommer environ 3,5 litres d'eau par jour.
Athlètes avancés : Les athlètes avancés devraient consommer environ 4 litres d'eau par jour.

6.6.3 Comment rester hydraté

Il existe plusieurs façons de rester hydraté, notamment :
Buvez de l'eau régulièrement tout au long de la journée : Il est important de boire de l'eau régulièrement tout au long de la journée, même si vous n'avez pas soif.
Augmenter la consommation d'eau pendant l'entraînement : Il est important d'augmenter la consommation d'eau pendant un entraînement intense car la transpiration peut entraîner une déshydratation.
Évitez la consommation excessive de boissons alcoolisées et de boissons gazeuses : Les boissons alcoolisées et les boissons gazeuses peuvent nuire à l'hydratation et fournir des calories vides.
Consommez des fruits et légumes : Les fruits et légumes sont riches en eau et peuvent aider à maintenir l'hydratation.

6.7 Supplémentation en musculation : compléter l'alimentation

La supplémentation peut être utilisée en musculation pour compléter l'alimentation et répondre à des besoins spécifiques. Certains suppléments populaires en musculation comprennent la poudre de protéines, la créatine, les acides aminés à chaîne ramifiée (BCAA), les pré-entraînements et les multivitamines. Cependant, il est important de rappeler que les suppléments ne remplacent pas une alimentation équilibrée et doivent être utilisés avec modération et sous la supervision d'un professionnel de santé.

6.7.1 Avantages de la supplémentation

La supplémentation peut offrir plusieurs avantages aux bodybuilders, notamment :
Augmentation de la masse musculaire : Certains suppléments, tels que la poudre de protéines et la créatine, peuvent aider à augmenter la masse musculaire.
Amélioration de la force musculaire : certains suppléments, tels que la créatine et les BCAA, peuvent aider à améliorer la force musculaire.
Augmentation de l'endurance musculaire : certains suppléments, tels que les BCAA et les pré-entraînements, peuvent aider à augmenter l'endurance musculaire.
Améliore la récupération musculaire : Certains suppléments, comme la poudre de protéines et les BCAA, peuvent aider à améliorer la récupération musculaire.
Apport en vitamines et minéraux : Les multivitamines peuvent aider à répondre aux besoins en vitamines et minéraux des bodybuilders.

6.7.2 Suppléments populaires en musculation

Certains suppléments populaires en musculation comprennent :
Poudre de protéines : La poudre de protéines peut être utilisée pour augmenter l'apport en protéines, essentiel à la croissance musculaire.
Créatine : La créatine est un supplément qui aide à augmenter la force et la puissance musculaires.
Acides aminés à chaîne ramifiée (BCAA) : Les BCAA sont des acides aminés essentiels qui aident à développer et à réparer les muscles.
Pré-entraînements : les pré-entraînements sont des suppléments qui fournissent de l'énergie et de la concentration pour l'entraînement.
Multivitamines : Les multivitamines peuvent aider à répondre aux besoins en vitamines et en minéraux des bodybuilders.

6.7.3 Comment utiliser les suppléments

Les suppléments doivent être utilisés avec modération et sous la direction d'un professionnel de la santé. Il est important de suivre les instructions du fabricant et de ne pas dépasser la dose recommandée.

6.8 Planification des repas et contrôle des portions

En musculation, il est essentiel de planifier les repas de manière stratégique pour garantir un apport nutritionnel adéquat. Une bonne pratique consiste à répartir vos repas tout au long de la journée, en consommant des portions équilibrées de protéines, de glucides et de graisses à chaque repas. De plus, il est important de contrôler les portions pour éviter de consommer trop de calories. Utiliser des contenants individuels et s'entraîner à manger lentement et consciencieusement peut aider à contrôler la quantité de nourriture consommée.

6.8.1 Importance de la planification des repas

La planification des repas est importante en musculation pour plusieurs raisons, notamment :
Assure un apport suffisant en nutriments : la planification des repas permet de garantir que les bodybuilders consomment la quantité adéquate de protéines, de glucides, de graisses, de vitamines et de minéraux nécessaires à la croissance musculaire, à la récupération et à la performance.
Évitez une consommation excessive de calories : la planification des repas vous aide à éviter une consommation excessive de calories, qui peut entraîner une prise de poids indésirable.
Améliore les performances : la planification des repas contribue à améliorer les performances d'entraînement en fournissant les nutriments nécessaires à la production d'énergie et à la récupération musculaire.
Favorise la santé globale : la planification des repas aide à promouvoir la santé globale du corps en fournissant les nutriments nécessaires au bon fonctionnement du système immunitaire, du système cardiovasculaire et du système digestif.

6.8.2 Comment planifier les repas

Pour planifier efficacement leurs repas, les bodybuilders doivent prendre en compte les facteurs suivants :
Objectifs : Les objectifs du bodybuilder, tels que gagner de la masse musculaire, perdre du poids ou améliorer ses performances, doivent être pris en compte lors de la planification des repas.
Besoins nutritionnels : Les besoins nutritionnels du bodybuilder, tels que la quantité de protéines, de glucides et de graisses nécessaires, doivent être calculés en fonction du poids, de la taille, du niveau d'activité physique et des objectifs.
Calendrier des repas : Les repas doivent être répartis tout au long de la journée pour garantir que le bodybuilder consomme régulièrement des nutriments.
Variété : Les repas doivent être variés pour garantir que le bodybuilder consomme une large gamme de nutriments.

6.8.3 Contrôle des portions

Le contrôle des portions est important en musculation pour éviter de consommer des calories excessives. Voici quelques conseils pour contrôler les portions :
Utilisez des contenants individuels : L'utilisation de contenants individuels permet de contrôler la quantité de nourriture consommée.
Mangez lentement et consciemment : Manger lentement et consciemment aide à contrôler la quantité de nourriture consommée, car cela donne au corps le temps de percevoir la sensation de satiété.
Évitez de manger directement à partir de l'emballage : Éviter de manger directement à partir de l'emballage permet de contrôler la quantité de nourriture consommée, car il est plus facile de perdre la trace de la quantité de

nourriture consommée lorsque l'on mange directement à partir de l'emballage.

6.9 Stratégies pour gagner de la masse musculaire et de la définition

En musculation, il existe des stratégies spécifiques pour gagner de la masse et de la définition musculaire. Pour prendre de la masse, il faut consommer un surplus calorique, c'est-à-dire consommer plus de calories que le corps n'en brûle. Ceci est réalisé en augmentant l'apport en protéines et en glucides. Pour la définition musculaire, il est nécessaire d'entrer dans un déficit calorique, en consommant moins de calories que le corps n'en brûle. Ceci est réalisé grâce à un contrôle strict de l'alimentation et à une activité physique accrue.

6.9.1 Gain de masse musculaire

Pour gagner de la masse musculaire, les bodybuilders doivent :
Consommer un surplus de calories : Pour gagner de la masse musculaire, vous devez consommer plus de calories que votre corps n'en brûle. Ceci peut être réalisé en augmentant l'apport en protéines et en glucides. Augmenter l'apport en protéines : Les protéines sont essentielles à la croissance musculaire. Les bodybuilders devraient consommer environ 1,2 à 2,0 grammes de protéines par kilogramme de poids corporel et par jour. Augmentez votre apport en glucides : Les glucides fournissent de l'énergie pour les entraînements et aident à stimuler la production d'insuline, une hormone qui favorise la croissance musculaire. Les bodybuilders

devraient consommer environ 4 à 5 grammes de glucides par kilogramme de poids corporel et par jour.

Entraînement avec des poids : L'entraînement avec des poids est essentiel pour gagner de la masse musculaire. Les bodybuilders devraient s'entraîner avec des poids au moins 3 fois par semaine, en se concentrant sur des exercices composés qui font travailler plusieurs groupes musculaires en même temps.

Reposez-vous suffisamment : Le repos est essentiel à la croissance musculaire. Les bodybuilders doivent dormir au moins 8 heures par nuit et éviter le surentraînement.

6.9.2 Définition musculaire

Pour définir les muscles, les bodybuilders doivent :

Entrer en déficit calorique : Pour définir vos muscles, vous devez entrer en déficit calorique, en consommant moins de calories que votre corps n'en brûle. Ceci peut être réalisé grâce à un contrôle strict de l'alimentation et à une activité physique accrue.

Contrôler l'apport calorique : Les bodybuilders doivent contrôler strictement l'apport calorique pour entrer dans un déficit calorique. Cela peut être fait en utilisant un journal alimentaire ou une application de comptage de calories.

Augmenter l'activité physique : Les bodybuilders doivent augmenter l'activité physique pour augmenter la dépense calorique et entrer dans un déficit calorique. Cela peut être fait en augmentant la fréquence et l'intensité des séances d'entraînement ou en ajoutant des activités aérobiques à votre routine d'exercice.

Entraînement avec des poids : L'entraînement avec des poids est essentiel pour la définition musculaire. Les bodybuilders devraient continuer à s'entraîner avec des poids pendant la phase de définition, mais peuvent réduire le volume et l'intensité de leurs entraînements. Reposez-vous suffisamment : Le repos est essentiel à la définition musculaire. Les bodybuilders doivent dormir au moins 8 heures par nuit et éviter le surentraînement.

6.10 Considérations individuelles et suivi professionnel

Il est important de rappeler que la nutrition en musculation est très individualisée et peut varier en fonction des besoins de chacun. De plus, il est recommandé de faire appel à un nutritionniste ou à un professionnel de santé spécialisé en musculation pour recevoir des conseils personnalisés adaptés aux objectifs de chacun. Chaque personne est unique et a des besoins nutritionnels différents, l'accompagnement d'un professionnel est donc essentiel pour assurer une alimentation saine et efficace dans le cadre de la musculation.

6.10.1 Considérations individuelles

Les besoins nutritionnels d'un bodybuilder peuvent varier en fonction de plusieurs facteurs, notamment :
Âge
Sexe
Poids
Hauteur
Niveau d'activité physique
Objectifs de formation
La génétique
Par exemple, un jeune bodybuilder mince qui essaie de gagner de la masse musculaire aura besoin d'un régime

alimentaire différent de celui d'un bodybuilder plus âgé et plus lourd qui essaie de perdre du poids et de définir ses muscles.

6.10.2 Surveillance professionnelle

Un soutien professionnel est essentiel pour les bodybuilders qui souhaitent atteindre leurs objectifs de manière sûre et efficace. Un nutritionniste ou un professionnel de la santé spécialisé en musculation peut aider les athlètes à :
Concevoir un régime personnalisé qui répond à vos besoins individuels
Surveiller les progrès et apporter les ajustements alimentaires nécessaires
Fournir des conseils sur la supplémentation
Sensibiliser les athlètes à la nutrition et à un mode de vie sain

6.10.3 Avantages du soutien professionnel

Le soutien professionnel peut offrir plusieurs avantages aux bodybuilders, notamment :
De meilleurs résultats : un nutritionniste ou un professionnel de la santé spécialisé en musculation peut aider les athlètes à atteindre leurs objectifs plus rapidement et plus efficacement.
Sécurité : Un nutritionniste ou un professionnel de la santé spécialisé en musculation peut aider les athlètes à éviter les problèmes de santé liés à l'alimentation, tels que les carences nutritionnelles et les troubles de l'alimentation.

Motivation : Un nutritionniste ou un professionnel de la santé spécialisé en musculation peut motiver et soutenir les athlètes tout au long de leur parcours de musculation.

Conclusion

La nutrition joue un rôle fondamental en musculation, étant essentielle à la croissance, à la récupération et à la définition musculaire. Dans ce chapitre, nous explorons les principes de base de la nutrition de musculation, notamment les macronutriments, une hydratation adéquate, la supplémentation et les stratégies pour gagner de la masse et de la définition musculaire. N'oubliez pas que la nutrition en musculation est hautement individualisée et peut varier en fonction des besoins de chaque personne, et il est important de demander conseil à un professionnel pour garantir des résultats efficaces et sains.

La nutrition est un aspect essentiel de la musculation et doit être prise au sérieux par tous les athlètes qui souhaitent atteindre leurs objectifs de manière sûre et efficace. En suivant les principes de base de la nutrition de musculation et en recherchant des conseils professionnels, les athlètes peuvent maximiser leurs résultats et atteindre le physique souhaité.

N'oubliez pas que la musculation est un voyage, pas une destination. Soyez patient, persévérant et cohérent dans votre entraînement, votre alimentation et votre repos. Avec du temps et du dévouement, vous atteindrez vos objectifs et deviendrez la meilleure version de vous-même.

Chapitre 7 : Entraînement en musculation – Stratégies pour le développement musculaire

7.1 Introduction à l'entraînement en musculation

L'entraînement en musculation est un élément fondamental du développement musculaire et de l'obtention des résultats souhaités. Dans ce chapitre, nous explorerons les stratégies d'entraînement les plus efficaces en musculation, de la périodisation de l'entraînement aux techniques avancées d'intensité.

7.1.1 Importance de la formation

L'entraînement est important en musculation pour plusieurs raisons, notamment :

Croissance musculaire : L'entraînement est essentiel à la croissance musculaire. Le stimulus mécanique de l'entraînement provoque des micro-lésions dans les fibres musculaires, qui sont réparées et reconstruites pendant le processus de récupération, entraînant une augmentation de la masse musculaire.

Force musculaire : L'entraînement est également important pour la force musculaire. La musculation contribue à augmenter la force des fibres musculaires, ce qui améliore les performances physiques et quotidiennes.

Définition musculaire : L'entraînement est essentiel pour la définition musculaire. La musculation aide à réduire le pourcentage de graisse corporelle et à augmenter la définition musculaire.

Santé générale : L'entraînement est également important pour la santé globale du corps. La musculation contribue à améliorer la santé cardiovasculaire, la santé osseuse et la santé mentale.

7.1.2 Principes de formation

Les principes de l'entraînement en musculation comprennent :

Surcharge progressive : La surcharge progressive est le principe consistant à augmenter progressivement la charge ou le volume d'entraînement au fil du temps. Ceci est nécessaire pour continuer à stimuler la croissance musculaire.

Spécificité : Le principe de spécificité stipule que l'entraînement doit être spécifique aux muscles que l'on souhaite développer. Par exemple, si vous souhaitez développer les muscles de votre poitrine, vous devez effectuer des exercices qui font travailler ces muscles.

Variété : Le principe de variété stipule que l'entraînement doit être varié pour éviter l'accommodation musculaire. Cela signifie varier les exercices, les séries, les répétitions et l'intensité de l'entraînement.

Individualité : Le principe d'individualité stipule que la formation doit être individualisée en fonction des besoins et des objectifs de chacun. Cela signifie qu'il n'existe pas de programme de formation unique idéal pour tout le monde.

7.2 Périodisation de la formation : organisation du programme

La périodisation de la formation est une stratégie qui consiste à organiser le programme de formation en différentes phases, avec des objectifs spécifiques dans chacune d'elles. Ces phases peuvent inclure des périodes de volume, d'intensité, de force et de récupération. La périodisation permet une progression progressive, évitant la stagnation et favorisant des gains continus de force et de masse musculaire. Il est important de travailler avec un entraîneur spécialisé ou un éducateur physique pour élaborer un programme de périodisation adapté à vos besoins individuels.

7.2.1 Importance de la périodisation

La périodisation est importante en musculation pour plusieurs raisons, notamment :
Progression progressive : la périodisation permet une progression progressive de la charge, du volume et de l'intensité de l'entraînement. Ceci est nécessaire pour éviter le surentraînement et continuer à stimuler la croissance musculaire.
Prévenir le plateau : la périodisation aide à prévenir le plateau en empêchant le corps de s'adapter à un seul stimulus d'entraînement.
Optimisation des performances : la périodisation permet d'optimiser les performances lors des entraînements et des compétitions, car elle permet aux athlètes d'atteindre leur forme optimale au bon moment.
Risque réduit de blessure : La périodisation contribue à réduire le risque de blessure en permettant aux athlètes de récupérer correctement entre les entraînements.

7.2.2 Types de périodisation

Il existe plusieurs types de périodisation qui peuvent être utilisés en musculation, notamment :

Périodisation linéaire : la périodisation linéaire implique une augmentation progressive du volume et de l'intensité de l'entraînement au fil du temps.

Périodisation ondulatoire : La périodisation ondulatoire consiste à faire varier le volume et l'intensité de l'entraînement par vagues, avec des périodes de plus grand volume et de plus faible intensité, suivies de périodes de plus faible volume et de plus grande intensité.

Périodisation des blocs : la périodisation des blocs consiste à diviser l'entraînement en blocs, chaque bloc ayant un objectif spécifique, tel que l'hypertrophie, la force ou la définition musculaire.

7.2.3 Comment périodiser la formation

Pour périodiser la formation, il est important de considérer les facteurs suivants :

Objectifs : Les objectifs de l'athlète doivent être pris en compte lors de la périodisation de l'entraînement. Par exemple, un athlète qui souhaite gagner de la masse musculaire aura besoin d'une périodisation différente de celle d'un athlète qui souhaite perdre du poids et définir ses muscles.

Niveau d'expérience : Le niveau d'expérience de l'athlète doit également être pris en compte lors de la périodisation de l'entraînement. Les athlètes débutants auront besoin d'une périodisation plus simple que les athlètes plus expérimentés.

Disponibilité temporelle : La disponibilité temporelle de l'athlète doit également être prise en compte lors de la périodisation de l'entraînement. Les athlètes disposant de peu de temps auront besoin d'une périodisation plus courte que les athlètes disposant de plus de temps.

7.3 Division Entraînement : Organisation des groupes musculaires

La division de l'entraînement est la manière dont les groupes musculaires sont organisés et entraînés tout au long de la semaine. Il existe plusieurs options de division d'entraînement, telles que l'entraînement complet du corps, l'entraînement divisé par groupes musculaires (par exemple, entraînement de la poitrine et des triceps un jour, du dos et des biceps un autre) et l'entraînement de poussée et de traction. Le choix de la division de formation dépend des besoins individuels, du temps disponible et de la capacité de récupération. Il est important de varier périodiquement la division d'entraînement pour stimuler de nouveaux stimuli musculaires.

7.3.1 Importance de la division Formation

La répartition de l'entraînement est importante en musculation pour plusieurs raisons, notamment : Optimisation de la récupération : la répartition de l'entraînement laisse aux groupes musculaires suffisamment de temps pour récupérer entre les entraînements. Ceci est important pour éviter le surentraînement et maximiser la croissance musculaire. Concentrez-vous sur des groupes musculaires spécifiques : les fractionnements d'entraînement permettent aux athlètes de se concentrer sur des groupes musculaires spécifiques lors de chaque entraînement. Ceci est important pour un développement musculaire équilibré et pour corriger les déséquilibres musculaires.

Variété : la répartition des entraînements offre de la variété à vos entraînements, ce qui permet d'éviter l'ennui et de maintenir la motivation.

7.3.2 Types de division de formation

Il existe plusieurs types de divisions d'entraînement qui peuvent être utilisées en musculation, notamment :
Entraînement complet du corps : L'entraînement complet du corps implique l'entraînement de tous les groupes musculaires à chaque entraînement.
Entraînement divisé par groupes musculaires : L'entraînement divisé par groupes musculaires consiste à diviser les groupes musculaires en différents jours de la semaine. Par exemple, un athlète peut entraîner sa poitrine et ses triceps un jour, son dos et ses biceps un autre, et ses jambes et ses épaules un autre jour.
Entraînement de poussée et de traction : L'entraînement de poussée et de traction consiste à diviser les groupes musculaires en deux groupes : les muscles de poussée (poitrine, épaules et triceps) et les muscles de traction (dos et biceps).

7.3.3 Comment choisir une division de formation

Le choix de la division de formation dépend des besoins individuels, du temps disponible et de la capacité de récupération.
Athlètes débutants : les athlètes débutants devraient commencer par une simple séance d'entraînement, comme un entraînement complet du corps.
Athlètes intermédiaires : Les athlètes intermédiaires peuvent essayer différentes divisions d'entraînement

pour trouver celle qui correspond le mieux à leurs besoins.

Athlètes avancés : les athlètes avancés peuvent utiliser des divisions d'entraînement plus complexes, telles que l'entraînement divisé par groupes musculaires ou l'entraînement de poussée et de traction.

7.4 Exercices composés : maximiser la stimulation musculaire

Les exercices composés sont ceux qui impliquent le mouvement de plusieurs articulations et recrutent simultanément plusieurs groupes musculaires. Ces exercices sont fondamentaux en musculation, car ils permettent d'entraîner efficacement de grands groupes musculaires. Des exemples d'exercices composés comprennent les squats, les soulevés de terre, les développé couchés, les rangées et les presses militaires. Il est important d'inclure des exercices composés dans votre programme d'entraînement pour maximiser la stimulation musculaire et favoriser la croissance.

7.4.1 Importance des exercices composés

Les exercices composés sont importants en musculation pour plusieurs raisons, notamment :

Stimulation musculaire maximale : Les exercices composés stimulent un plus grand nombre de fibres musculaires que les exercices d'isolement. Ceci est important pour la croissance musculaire, car plus les fibres musculaires sont stimulées, plus le potentiel de croissance est élevé.

Efficacité : Les exercices composés sont plus efficaces que les exercices isolés, car ils permettent d'entraîner plusieurs groupes musculaires en même temps. C'est important pour les athlètes qui ont peu de temps pour s'entraîner.

Force accrue : Les exercices composés contribuent également à augmenter la force, car ils recrutent un plus grand nombre de fibres musculaires et stimulent le système nerveux central.

Améliore l'équilibre et la coordination : les exercices composés aident à améliorer l'équilibre et la coordination, car ils nécessitent que le corps travaille de manière intégrée.

7.4.2 Exemples d'exercices composés

Voici quelques exemples d'exercices composés :
Squat : Le squat est un exercice composé qui fait travailler les muscles des jambes, des fessiers et du dos.
Soulevé de terre : Le soulevé de terre est un exercice composé qui fait travailler les muscles du dos, des jambes et des bras.
Développé couché : Le développé couché est un exercice composé qui fait travailler les muscles de la poitrine, des épaules et des triceps.
Aviron : L'aviron est un exercice composé qui fait travailler les muscles du dos, des biceps et des avant-bras.
Presse militaire : La presse militaire est un exercice composé qui fait travailler les muscles des épaules et des triceps.

7.4.3 Comment inclure des exercices composés dans l'entraînement

Pour inclure des exercices composés dans votre entraînement, vous pouvez :

Remplacez les exercices isolés par des exercices composés : Si vous effectuez un exercice isolé pour un groupe musculaire particulier, essayez de le remplacer par un exercice composé qui fait travailler le même groupe musculaire.

Ajoutez des exercices composés à votre entraînement : Si vous effectuez un entraînement qui n'inclut pas d'exercices composés, essayez d'ajouter des exercices composés à votre entraînement.

Privilégiez les exercices composés : Si vous disposez de peu de temps pour vous entraîner, privilégiez les exercices composés, car ils sont plus efficaces que les exercices isolés.

7.5 Techniques d'intensité : repousser les limites

Les techniques d'intensité sont des stratégies d'entraînement avancées qui visent à repousser les limites du corps et à favoriser des gains supplémentaires en force et en masse musculaire. Ces techniques incluent les drop sets, les supersets, la pause, les répétitions forcées, les négatifs lents et bien d'autres. Les techniques d'intensité doivent être utilisées avec modération et sous la direction d'un professionnel de l'éducation physique expérimenté, car elles peuvent être très exigeantes pour le corps. Il est important de varier les techniques d'intensité au fil du temps pour éviter l'adaptation du corps.

7.5.1 Importance des techniques d'intensité

Les techniques d'intensité sont importantes en musculation pour plusieurs raisons, notamment :
Surcharge accrue : Les techniques d'intensité permettent aux athlètes d'augmenter la surcharge lors de l'entraînement, ce qui est essentiel à la croissance musculaire.
Prévenir le plateau : les techniques d'intensité aident à prévenir le plateau en empêchant le corps de s'adapter à un seul stimulus d'entraînement.
Force et puissance améliorées : Les techniques d'intensité contribuent également à améliorer la force et la puissance, car elles sollicitent le système nerveux central et recrutent un plus grand nombre de fibres musculaires.
Motivation accrue : les techniques d'intensité peuvent contribuer à accroître la motivation en mettant les athlètes au défi de dépasser leurs limites.

7.5.2 Exemples de techniques d'intensité

Voici quelques exemples de techniques d'intensité :
Drop sets : Les drop sets consistent à réduire la charge au milieu d'une série, sans repos, et à poursuivre la série jusqu'à l'insuffisance musculaire.
Supersets : Les supersets consistent à effectuer deux séries d'exercices différents, l'une après l'autre, sans repos.
Repos-pause : Repos-pause consiste à effectuer une série d'exercices, suivie d'une brève période de repos, et à poursuivre la série jusqu'à l'insuffisance musculaire.
Répétitions forcées : les répétitions forcées consistent à effectuer une série d'exercices avec l'aide d'un partenaire d'entraînement, qui vous aide à réaliser les répétitions finales.

Négatifs lents : Les négatifs lents impliquent d'effectuer la phase excentrique (descente) d'un exercice de manière lente et contrôlée.

7.5.3 Comment utiliser les techniques d'intensité

Les techniques d'intensité doivent être utilisées avec modération et sous la direction d'un professionnel de l'éducation physique expérimenté.
Athlètes débutants : Les athlètes débutants doivent éviter d'utiliser des techniques d'intensité car elles peuvent être très exigeantes pour le corps.
Athlètes intermédiaires : Les athlètes intermédiaires peuvent commencer à utiliser des techniques d'intensité de manière modérée, toujours sous la direction d'un professionnel de l'éducation physique.
Athlètes avancés : Les athlètes avancés peuvent utiliser des techniques d'intensité de manière plus régulière, mais ils doivent toujours varier les techniques pour éviter l'adaptation du corps.

7.6 Volume et fréquence d'entraînement : trouver l'équilibre

Le volume et la fréquence des entraînements sont des facteurs importants à prendre en compte en musculation. Le volume d'entraînement fait référence au nombre total de séries et de répétitions effectuées au cours d'une séance d'entraînement, tandis que la fréquence d'entraînement fait référence au nombre de fois que vous entraînez chaque groupe musculaire au cours d'une semaine. Il est important de trouver le bon équilibre entre volume et fréquence pour assurer une bonne

récupération et favoriser la croissance musculaire.
Encore une fois, travailler avec un entraîneur spécialisé
ou un éducateur physique peut vous aider à déterminer
la meilleure approche pour vos besoins individuels.

7.6.1 Importance du volume et de la fréquence

Le volume et la fréquence des entraînements sont
importants en musculation pour plusieurs raisons,
notamment :
Croissance musculaire : le volume et la fréquence des
entraînements sont essentiels à la croissance
musculaire. Le volume d'entraînement fournit le stimulus
nécessaire à la croissance musculaire, tandis que la
fréquence d'entraînement garantit que les muscles sont
entraînés suffisamment fréquemment pour favoriser la
récupération et la croissance.
Force musculaire : le volume et la fréquence des
entraînements sont également importants pour la force
musculaire. Le volume d'entraînement contribue à
augmenter la force musculaire, tandis que la fréquence
d'entraînement aide à maintenir la force musculaire.
Définition musculaire : le volume et la fréquence
d'entraînement sont également importants pour la
définition musculaire. Le volume d'entraînement aide à
réduire le pourcentage de graisse corporelle, tandis que
la fréquence d'entraînement aide à maintenir la définition
musculaire.
Prévenir le surentraînement : le volume et la fréquence
de l'entraînement doivent être soigneusement contrôlés
pour éviter le surentraînement. Le surentraînement peut
entraîner de la fatigue, une perte de masse musculaire et
un risque accru de blessures.

7.6.2 Comment déterminer le volume et la fréquence idéaux

Le volume et la fréquence idéaux d'entraînement varient en fonction de plusieurs facteurs, notamment :
Objectifs : Les objectifs de l'athlète doivent être pris en compte lors de la détermination du volume et de la fréquence de l'entraînement. Par exemple, un athlète qui souhaite gagner de la masse musculaire aura besoin d'un volume et d'une fréquence d'entraînement différents de ceux d'un athlète qui souhaite perdre du poids et définir ses muscles.
Niveau d'expérience : Le niveau d'expérience de l'athlète doit également être pris en compte lors de la détermination du volume et de la fréquence de l'entraînement. Les athlètes débutants auront besoin d'un volume et d'une fréquence d'entraînement inférieurs à ceux des athlètes plus expérimentés.
Récupération : La capacité de récupération de l'athlète doit également être prise en compte lors de la détermination du volume et de la fréquence de l'entraînement. Les athlètes ayant une bonne capacité de récupération peuvent tolérer un volume et une fréquence d'entraînement plus élevés que les athlètes ayant une faible capacité de récupération.

7.7 Temps de repos : permettre la récupération

Le temps de repos entre les séries et les exercices est essentiel pour permettre la récupération musculaire et le réapprovisionnement énergétique. Le temps de repos varie en fonction de l'intensité de l'entraînement et de l'objectif spécifique. Pour développer la force et la masse musculaire, un temps de repos plus long de 2 à 3 minutes est recommandé pour permettre une récupération complète.

7.7.1 Importance du temps de repos

Le temps de repos est important en musculation pour plusieurs raisons, notamment :
Récupération musculaire : Le temps de repos permet à vos muscles de récupérer de l'effort de l'entraînement. Ceci est important pour éviter le surentraînement et favoriser la croissance musculaire.
Reconstitution énergétique : le temps de repos permet également au corps de reconstituer ses réserves d'énergie, telles que le glycogène musculaire et la créatine phosphate. Ceci est important pour maintenir l'intensité de l'entraînement et éviter la fatigue.
Prévention des blessures : le temps de repos aide également à prévenir les blessures en permettant à vos muscles et à vos articulations de récupérer après l'effort de l'entraînement.

7.7.2 Temps de repos idéal

Le temps de repos idéal varie en fonction de plusieurs facteurs, notamment :
Intensité de l'entraînement : le temps de repos doit être plus long pour les exercices de haute intensité que pour les exercices de faible intensité.
Objectif d'entraînement : Le temps de repos doit également être plus long pour les exercices visant à développer la force et la masse musculaire que pour les exercices visant à développer l'endurance musculaire.

Niveau de forme physique : Le temps de repos devrait également être plus long pour les sportifs débutants que pour les sportifs plus expérimentés.

7.7.3 Comment déterminer le temps de repos idéal

Pour déterminer le temps de repos idéal, les athlètes peuvent utiliser les méthodes suivantes :
Surveillance de la fréquence cardiaque : les athlètes peuvent surveiller leur fréquence cardiaque pour déterminer le temps de repos idéal. Le temps de repos doit être suffisant pour que la fréquence cardiaque revienne aux niveaux de repos.
Surveillance de l'effort perçu : les athlètes peuvent également utiliser l'effort perçu (RPE) pour déterminer le temps de repos idéal. Le RPE est une échelle de 0 à 10, où 0 correspond au repos et 10 à l'effort maximum. Le temps de repos doit être suffisant pour que le RPE revienne à des niveaux bas.

7.8 Principe de surcharge progressive : augmentation de la demande musculaire

Le principe de surcharge progressive est à la base de l'entraînement en musculation. Il s'agit d'augmenter progressivement la demande musculaire au fil du temps, que ce soit en augmentant la charge d'exercice, le nombre de répétitions, le volume ou l'intensité de l'entraînement. Ce principe est essentiel pour favoriser une croissance musculaire continue, car le corps s'adapte au stimulus et il est nécessaire de proposer de nouveaux défis pour continuer à progresser.

7.8.1 Importance de la surcharge progressive

La surcharge progressive est importante en musculation pour plusieurs raisons, notamment :
Croissance musculaire : Une surcharge progressive est essentielle à la croissance musculaire. Le corps s'adapte au stimulus d'entraînement et, pour continuer à grandir, il est nécessaire d'augmenter la demande musculaire.
Force musculaire : La surcharge progressive est également importante pour la force musculaire. Le corps s'adapte au stimulus d'entraînement et, pour continuer à augmenter la force, il est nécessaire d'augmenter la demande musculaire.
Définition musculaire : La surcharge progressive est également importante pour la définition musculaire. Le corps s'adapte au stimulus d'entraînement et, pour continuer à définir les muscles, il est nécessaire d'augmenter la demande musculaire.
Prévenir la stagnation : Une surcharge progressive aide également à prévenir la stagnation. Le corps s'adapte au stimulus d'entraînement et, pour continuer à progresser, il est nécessaire d'augmenter la demande musculaire.

7.8.2 Comment appliquer une surcharge progressive

Il existe plusieurs façons d'appliquer une surcharge progressive à l'entraînement, notamment :
Augmenter la charge d'exercice : La façon la plus courante d'appliquer une surcharge progressive consiste à augmenter la charge d'exercice. Cela peut être fait en augmentant le poids soulevé, le nombre de répétitions ou le nombre de séries.

Augmenter le volume d'entraînement : Une autre façon d'appliquer une surcharge progressive consiste à augmenter le volume d'entraînement. Cela peut être fait en augmentant le nombre d'exercices, le nombre de séries ou le nombre de répétitions.
Augmenter l'intensité de l'entraînement : Une autre façon d'appliquer une surcharge progressive consiste à augmenter l'intensité de l'entraînement. Cela peut être fait en réduisant le temps de repos entre les séries, en utilisant des techniques d'intensité ou en augmentant la vitesse des exercices.

7.9 Nutrition et supplémentation : le rôle de l'alimentation dans la musculation

La nutrition joue un rôle clé en musculation car elle fournit les nutriments nécessaires à la croissance musculaire et à une bonne récupération. Une alimentation équilibrée, riche en protéines, en glucides complexes, en graisses saines et en vitamines et minéraux essentiels, est essentielle pour atteindre vos objectifs de musculation. De plus, la supplémentation peut être utilisée pour compléter le régime alimentaire et fournir des nutriments supplémentaires, tels que des poudres de protéines, des acides aminés, de la créatine et des pré-entraînements. Il est important de travailler avec un nutritionniste sportif pour élaborer un plan alimentaire adapté à vos besoins individuels.

7.9.1 Importance de la nutrition

La nutrition est importante en musculation pour plusieurs raisons, notamment :

Croissance musculaire : La nutrition est essentielle à la croissance musculaire. Les muscles ont besoin de protéines, de glucides et d'autres nutriments pour se développer et se réparer.

Récupération : La nutrition est également importante pour la récupération musculaire. Après l'entraînement, vos muscles ont besoin de nutriments pour récupérer et se préparer à l'entraînement suivant.

Performance : La nutrition est également importante pour la performance à l'entraînement. Une alimentation équilibrée fournit de l'énergie et des nutriments permettant à vos muscles de travailler efficacement.

Santé générale : La nutrition est également importante pour la santé globale du corps. Une alimentation équilibrée aide à maintenir un système immunitaire fort, à prévenir les maladies et à favoriser le bien-être général.

7.9.2 Macronutriments

Les macronutriments sont les principaux composants de l'alimentation d'un bodybuilder. Ils comprennent des protéines, des glucides et des graisses.

Protéines : Les protéines sont essentielles à la croissance musculaire. Les bodybuilders devraient consommer environ 1,2 à 2,0 grammes de protéines par kilogramme de poids corporel et par jour.

Glucides : Les glucides fournissent de l'énergie à vos muscles. Les bodybuilders devraient consommer environ 4 à 5 grammes de glucides par kilogramme de poids corporel et par jour.

Graisses : Les graisses sont essentielles à la santé globale du corps. Les bodybuilders devraient consommer environ 20 à 35 % de leurs calories quotidiennes totales provenant des graisses.

7.9.3 Supplémentation

La supplémentation peut être utilisée pour compléter le régime alimentaire et apporter des nutriments supplémentaires. Certains suppléments populaires en musculation comprennent :
Poudre de protéines : La poudre de protéines peut être utilisée pour augmenter l'apport en protéines.
Acides aminés : Les acides aminés sont les éléments constitutifs des protéines. Les bodybuilders peuvent utiliser des suppléments d'acides aminés pour améliorer la récupération musculaire et la croissance musculaire.
Créatine : La créatine est un supplément qui aide à augmenter la force et la puissance musculaires.
Pré-entraînements : les pré-entraînements sont des suppléments qui fournissent de l'énergie et de la concentration pour l'entraînement.

7.10 Récupération et repos : l'importance du repos

Une bonne récupération et un bon repos sont essentiels au succès de la musculation. Lors d'un entraînement intense, le corps subit des micro-lésions musculaires et épuise ses réserves énergétiques. C'est pendant la période de repos que le corps récupère, répare les tissus musculaires et reconstitue ses réserves énergétiques. Il est important de respecter les jours de repos, de dormir suffisamment et d'adopter des stratégies de récupération, comme des massages, des bains de glace et des étirements. Un repos adéquat permet au corps de s'adapter au stimulus d'entraînement et favorise des gains continus de force et de masse musculaire.

7.10.1 Importance de la récupération et du repos

La récupération et le repos sont importants en musculation pour plusieurs raisons, notamment :

Réparation musculaire : La récupération et le repos sont essentiels à la réparation musculaire. Pendant l'entraînement, les muscles subissent des micro-blessures qui doivent être réparées pendant la période de repos.

Reconstitution énergétique : La récupération et le repos sont également essentiels pour faire le plein d'énergie. Pendant l'entraînement, le corps épuise ses réserves d'énergie, qui doivent être reconstituées pendant la période de repos.

Adaptation à l'entraînement : La récupération et le repos sont également essentiels pour s'adapter à l'entraînement. Pendant la période de repos, le corps s'adapte au stimulus d'entraînement et devient plus fort et plus résistant.

Prévention des blessures : La récupération et le repos sont également essentiels à la prévention des blessures. Un entraînement intense peut entraîner des blessures si le corps n'a pas suffisamment de temps pour récupérer.

7.10.2 Stratégies de rétablissement

Il existe plusieurs stratégies de récupération que les bodybuilders peuvent utiliser, notamment :

Respecter les jours de repos : Il est important de respecter les jours de repos pour laisser à votre corps suffisamment de temps pour récupérer.

Dormez suffisamment : Le sommeil est essentiel à la récupération. Les bodybuilders devraient dormir au moins 8 heures par nuit.

Adopter une alimentation saine : Une alimentation saine apporte les nutriments nécessaires à la récupération musculaire.

Boire beaucoup d'eau : L'eau est essentielle à l'hydratation et à la récupération musculaire.

Utiliser des techniques de récupération : Il existe plusieurs techniques de récupération que les bodybuilders peuvent utiliser, comme les massages, les bains de glace et les étirements.

Chapitre 8 : Nutrition en musculation – Le pouvoir des aliments pour le développement musculaire

8.1 Introduction à la nutrition en musculation

La nutrition joue un rôle fondamental en musculation, car elle fournit les nutriments nécessaires à la croissance musculaire, à la récupération et à l'énergie pour l'entraînement. Dans ce chapitre, nous explorerons les principaux aspects de la nutrition en musculation, notamment l'importance d'une alimentation équilibrée, des macronutriments, des micronutriments et des stratégies de supplémentation.

8.1.1 Importance de la nutrition

La nutrition est importante en musculation pour plusieurs raisons, notamment :

Croissance musculaire : La nutrition est essentielle à la croissance musculaire. Les muscles ont besoin de protéines, de glucides et d'autres nutriments pour se développer et se réparer.

Récupération : La nutrition est également importante pour la récupération musculaire. Après l'entraînement, vos muscles ont besoin de nutriments pour récupérer et se préparer à l'entraînement suivant.

Performance : La nutrition est également importante pour la performance à l'entraînement. Une alimentation équilibrée fournit de l'énergie et des nutriments permettant à vos muscles de travailler efficacement.

Santé générale : La nutrition est également importante pour la santé globale du corps. Une alimentation équilibrée aide à maintenir un système immunitaire fort, à prévenir les maladies et à favoriser le bien-être général.

8.1.2 Alimentation équilibrée

Une alimentation équilibrée est essentielle pour la musculation. Une alimentation équilibrée doit comprendre une variété d'aliments de tous les groupes alimentaires, notamment :
Fruits : Les fruits sont une source de vitamines, de minéraux et de fibres.
Légumes : Les légumes sont une source de vitamines, de minéraux et de fibres.
Grains entiers : Les grains entiers sont une source de glucides complexes, de fibres et de vitamines.
Protéines maigres : Les protéines maigres sont une source de protéines de haute qualité et faible en gras.
Graisses saines : Les graisses saines sont une source d'énergie et aident à maintenir la santé cardiaque.

8.1.3 Macronutriments

Les macronutriments sont les principaux composants de l'alimentation d'un bodybuilder. Ils comprennent des protéines, des glucides et des graisses.
Protéines : Les protéines sont essentielles à la croissance musculaire. Les bodybuilders devraient consommer environ 1,2 à 2,0 grammes de protéines par kilogramme de poids corporel et par jour.
Glucides : Les glucides fournissent de l'énergie à vos muscles. Les bodybuilders devraient consommer environ

4 à 5 grammes de glucides par kilogramme de poids corporel et par jour.

Graisses : Les graisses sont essentielles à la santé globale du corps. Les bodybuilders devraient consommer environ 20 à 35 % de leurs calories quotidiennes totales provenant des graisses.

8.1.4 Micronutriments

Les micronutriments sont des vitamines et des minéraux essentiels à la santé globale de l'organisme. Les bodybuilders doivent consommer une variété d'aliments de tous les groupes alimentaires pour garantir qu'ils reçoivent les micronutriments nécessaires.

8.1.5 Supplémentation

La supplémentation peut être utilisée pour compléter le régime alimentaire et apporter des nutriments supplémentaires. Certains suppléments populaires en musculation comprennent :

Poudre de protéines : La poudre de protéines peut être utilisée pour augmenter l'apport en protéines.

Acides aminés : Les acides aminés sont les éléments constitutifs des protéines. Les bodybuilders peuvent utiliser des suppléments d'acides aminés pour améliorer la récupération musculaire et la croissance musculaire.

Créatine : La créatine est un supplément qui aide à augmenter la force et la puissance musculaires.

Pré-entraînements : les pré-entraînements sont des suppléments qui fournissent de l'énergie et de la concentration pour l'entraînement.

8.2 Alimentation équilibrée : la base de la nutrition en musculation

Une alimentation équilibrée est la base de la nutrition en musculation. Cela signifie consommer une variété d'aliments qui fournissent les nutriments nécessaires à la croissance musculaire et à une bonne récupération. Le régime doit inclure une combinaison de protéines maigres, de glucides complexes, de graisses saines, de vitamines et de minéraux. Il est important de planifier correctement les repas, en veillant à ce que tous les nutriments soient consommés en quantité adéquate.

8.2.1 Importance d'une alimentation équilibrée

Une alimentation équilibrée est importante en musculation pour plusieurs raisons, notamment :
Croissance musculaire : Une alimentation équilibrée apporte les nutriments nécessaires à la croissance musculaire. Les muscles ont besoin de protéines, de glucides et d'autres nutriments pour se développer et se réparer.
Récupération : Une alimentation équilibrée est également importante pour la récupération musculaire. Après l'entraînement, vos muscles ont besoin de nutriments pour récupérer et se préparer à l'entraînement suivant.
Performance : Une alimentation équilibrée est également importante pour la performance à l'entraînement. Une alimentation équilibrée fournit de l'énergie et des nutriments permettant à vos muscles de travailler efficacement.
Santé générale : Une alimentation équilibrée est également importante pour la santé générale du corps.

Une alimentation équilibrée aide à maintenir un système immunitaire fort, à prévenir les maladies et à favoriser le bien-être général.

8.2.2 Groupes alimentaires

Une alimentation équilibrée doit inclure des aliments de tous les groupes alimentaires, notamment :
Fruits : Les fruits sont une source de vitamines, de minéraux et de fibres.
Légumes : Les légumes sont une source de vitamines, de minéraux et de fibres.
Grains entiers : Les grains entiers sont une source de glucides complexes, de fibres et de vitamines.
Protéines maigres : Les protéines maigres sont une source de protéines de haute qualité et faible en gras.
Graisses saines : Les graisses saines sont une source d'énergie et aident à maintenir la santé cardiaque.

8.2.3 Planification des repas

La planification des repas est importante pour garantir que tous les nutriments sont consommés en quantités adéquates. Lors de la planification des repas, les bodybuilders doivent prendre en compte les facteurs suivants :
Objectifs : Les objectifs du bodybuilder doivent être pris en compte lors de la planification des repas. Par exemple, un bodybuilder qui souhaite gagner de la masse musculaire aura besoin d'un régime alimentaire différent de celui d'un bodybuilder qui souhaite perdre du poids et définir ses muscles.

Besoins nutritionnels : Les besoins nutritionnels d'un
bodybuilder doivent être calculés en fonction du poids, de
la taille, du niveau d'activité physique et des objectifs.
Calendrier des repas : Les repas doivent être répartis
tout au long de la journée pour garantir que le
bodybuilder consomme régulièrement des nutriments.
Variété : Les repas doivent être variés pour garantir que
le bodybuilder consomme une large gamme de
nutriments.

8.3 Macronutriments : protéines, glucides et graisses

Les macronutriments sont les principaux composants de
l'alimentation et fournissent de l'énergie et des nutriments
essentiels à l'organisme. En musculation, il est important
de comprendre l'importance de chaque macronutriment :
Protéines : Les protéines sont essentielles à la
croissance et à la réparation musculaire. Ils apportent les
acides aminés nécessaires à la synthèse des protéines
musculaires. En musculation, il est recommandé de
consommer environ 1,6 à 2,2 grammes de protéines par
kilogramme de poids corporel.
Glucides : Les glucides sont la principale source
d'énergie pour l'entraînement. Ils sont stockés sous
forme de glycogène musculaire et hépatique et sont
essentiels au maintien des niveaux d'énergie lors d'un
exercice intense. Il est important de choisir des glucides
complexes, comme les grains entiers, les fruits et les
légumes.
Graisses : Les graisses jouent un rôle important dans la
régulation hormonale, l'absorption des vitamines et
l'approvisionnement énergétique. Il est important de
choisir des graisses saines, comme celles présentes
dans l'avocat, l'huile d'olive, les noix et les graines.

8.4 Micronutriments : vitamines et minéraux

Outre les macronutriments, les micronutriments jouent un rôle essentiel dans la nutrition de la musculation. Les vitamines et les minéraux sont nécessaires à un certain nombre de fonctions métaboliques et jouent un rôle important dans la récupération musculaire et la santé globale. Il est important de consommer une variété d'aliments pour assurer un apport adéquat en vitamines et minéraux. Certains aliments riches en micronutriments comprennent les fruits, les légumes, les légumineuses, les noix et les graines.

8.5 Hydratation adéquate : le rôle de l'eau dans la musculation

Une hydratation adéquate est essentielle pour la musculation. Lors d'exercices intenses, le corps perd de l'eau et des électrolytes par la transpiration. La déshydratation peut entraîner une diminution des performances physiques, de la fatigue et avoir un impact négatif sur les résultats de musculation. Il est important de boire de l'eau avant, pendant et après l'entraînement, ainsi que de maintenir une hydratation adéquate tout au long de la journée. La quantité d'eau nécessaire varie en fonction de chacun et des conditions d'entraînement, mais il est généralement recommandé de consommer environ 2 à 3 litres d'eau par jour.

8.6 Stratégies de supplémentation : compléter le régime alimentaire

La supplémentation peut être une stratégie supplémentaire pour compléter le régime de musculation. Il existe plusieurs suppléments disponibles sur le marché et il est important de choisir ceux qui sont sûrs et efficaces. Certains suppléments couramment utilisés en musculation comprennent les poudres de protéines, les acides aminés, la créatine, les pré-entraînements et les multivitamines. Il est important de rappeler que les suppléments ne doivent pas remplacer une alimentation adéquate, mais plutôt la compléter.

8.7 Planification et timing des repas

En musculation, une bonne planification et un bon timing des repas sont essentiels pour optimiser les résultats. Il est important de répartir les repas tout au long de la journée, en garantissant un apport constant en nutriments. De plus, le moment des repas avant et après l'entraînement peut influencer la récupération et les performances musculaires. Il est recommandé de consommer un repas riche en glucides et en protéines environ une à deux heures avant l'entraînement, et un autre repas juste après l'entraînement pour apporter les nutriments nécessaires à la récupération musculaire.

8.8 Comptage de macros et de calories

Pour obtenir des résultats en musculation, il est courant d'utiliser le comptage macro et calorique. Cela implique de surveiller votre apport en protéines, glucides et lipides, ainsi que de contrôler votre consommation totale de calories. Compter les macros et les calories peut aider à garantir un apport nutritionnel adéquat et à contrôler le poids corporel. Il existe des applications et des outils disponibles pour faciliter le processus de comptage des macros et des calories.

8.9 Stratégies alimentaires pour des objectifs spécifiques

Les objectifs en musculation peuvent varier, allant de la prise de masse musculaire à la perte de graisse. En fonction de l'objectif, les stratégies d'alimentation peuvent être ajustées. Par exemple, pour gagner de la masse musculaire, il peut être nécessaire d'augmenter l'apport calorique et de consommer une plus grande quantité de protéines. Pour perdre de la graisse, il est courant de réduire l'apport calorique et d'augmenter la consommation de protéines maigres. Il est important de consulter un nutritionniste ou un nutritionniste du sport pour obtenir des conseils personnalisés en fonction de vos objectifs.

8.10 Considérations individuelles et surveillance professionnelle

Chaque individu est unique et peut avoir des besoins nutritionnels spécifiques. De plus, des facteurs tels que l'âge, le sexe, le niveau d'activité physique et le métabolisme peuvent influencer la nutrition en musculation. Il est donc important de prendre en compte ces aspects et de demander l'aide d'un professionnel pour garantir une alimentation adéquate et sûre. Un diététiste ou un nutritionniste sportif peut vous aider à créer un plan nutritionnel personnalisé adapté à vos besoins individuels.

Conclusion

La nutrition joue un rôle clé dans la musculation, en fournissant les nutriments nécessaires à la croissance musculaire, à la récupération et à l'énergie nécessaire à l'entraînement. Une alimentation équilibrée, avec des macronutriments et des micronutriments adéquats, une hydratation adéquate et des stratégies de supplémentation peuvent optimiser les résultats de musculation. Une bonne planification des repas, le comptage des macros et des calories ainsi qu'un soutien professionnel sont également essentiels pour atteindre les objectifs individuels. N'oubliez pas que chaque personne est unique et qu'il est important d'adapter les stratégies nutritionnelles à vos besoins et objectifs spécifiques.

Chapitre 9 : Entraînement avancé en musculation – Maximiser le développement musculaire

9.1 Introduction à l'entraînement avancé en musculation

L'entraînement avancé en musculation est une phase au cours de laquelle les athlètes cherchent à maximiser le développement musculaire et à atteindre leur potentiel maximum. Dans ce chapitre, nous explorerons quelques stratégies de formation avancées qui peuvent être utilisées pour obtenir des résultats exceptionnels. Des techniques d'intensification aux programmes de périodisation, nous approfondirons nos connaissances sur l'entraînement en musculation.

9.2 Techniques d'intensification : pousser l'entraînement à ses limites

Les techniques d'intensification sont des méthodes avancées qui visent à augmenter la surcharge et l'intensité de l'entraînement. Ces techniques peuvent être appliquées à différents exercices et aident à stimuler plus efficacement la croissance musculaire. Voici quelques exemples de techniques d'intensification :
Supersets : effectuez deux exercices consécutifs pour le même groupe musculaire sans vous reposer entre eux.
Drop sets : effectuez une série jusqu'à l'insuffisance musculaire, puis réduisez le poids et continuez l'exercice.
Répétitions forcées : Après avoir atteint l'échec musculaire, demandez à un partenaire d'entraînement de vous aider avec les dernières répétitions.

Négatifs lents : Contrôlez la phase excentrique du mouvement de manière lente et contrôlée.
Repos-pause : Effectuez une série jusqu'à l'échec musculaire, reposez-vous quelques secondes puis continuez l'exercice jusqu'à l'échec à nouveau.

9.3 Programmes de périodisation : varier le stimulus de formation

La périodisation est une stratégie de formation avancée qui consiste à diviser votre programme de formation en phases, chacune avec un accent différent. Cela permet d'éviter la stagnation des résultats et de fournir une stimulation constante au muscle. Voici quelques exemples de programmes de périodisation :
Périodisation linéaire : augmentez progressivement l'intensité et le volume de l'entraînement au fil du temps.
Périodisation ondulatoire : Variez l'intensité et le volume de l'entraînement au cours de chaque semaine ou mésocycle.
Périodisation conjuguée : Inclure différents types d'entraînement dans un programme, comme la force, l'hypertrophie et la résistance.
Périodisation inversée : inversez l'ordre traditionnel de l'entraînement, en commençant par l'accent mis sur l'hypertrophie et en progressant vers la force.

9.4 Entraînement à haute fréquence : stimuler régulièrement les muscles

L'entraînement à haute fréquence est une approche avancée qui consiste à entraîner chaque groupe musculaire plus fréquemment tout au long de la semaine. Cela peut être bénéfique pour le développement musculaire, car le muscle est stimulé plus fréquemment et a plus de possibilités de croissance. Cependant, il est important d'équilibrer un entraînement à haute fréquence avec un repos et une récupération adéquats.

9.5 Entraînement de force avancé : Maximiser la capacité de levage

L'entraînement en force est essentiel en musculation car il permet d'augmenter la capacité de levage et de développer des muscles denses et définis. Au stade avancé, l'entraînement en force peut être encore amélioré, en utilisant des techniques telles que :
Ascenseurs composés : donnez la priorité aux exercices qui impliquent plusieurs groupes musculaires simultanément, tels que les squats, les soulevés de terre et les développé couchés.
Charges progressives : augmentez progressivement la quantité de poids soulevée au fil du temps pour solliciter constamment le muscle.
Entraînement à faible répétition : effectuez des séries avec un nombre réduit de répétitions, en vous concentrant sur une intensité et une force maximales.
Entraînement isométrique : incluez des exercices isométriques, où le muscle est maintenu dans une contraction statique, pour développer une force maximale.

9.6 Entraînement avancé en hypertrophie : maximiser la croissance musculaire

L'entraînement en hypertrophie est fondamental en musculation, car il vise spécifiquement à augmenter la taille et la définition des muscles. Au stade avancé, il est

possible d'utiliser des stratégies encore plus efficaces
pour maximiser la croissance musculaire, telles que :
Fatigue métabolique : effectuez des séries de répétitions
élevées (15 à 20 répétitions) pour favoriser la fatigue
musculaire et l'accumulation de métabolites, stimulant
ainsi la croissance.
Pré-épuisement : effectuez un exercice d'isolement avant
un exercice composé pour pré-épuiser le muscle cible,
augmentant ainsi l'intensité de l'entraînement.
Série géante : effectuez quatre exercices consécutifs ou
plus pour le même groupe musculaire, sans vous reposer
entre eux, pour fournir une stimulation intense.
Entraînement unilatéral : concentrez-vous sur des
exercices unilatéraux, qui font travailler un côté du corps
à la fois, pour améliorer la symétrie et l'équilibre
musculaire.
Tension continue : effectuez des répétitions lentes et
contrôlées, en maintenant la tension dans le muscle tout
au long du mouvement, pour maximiser la stimulation
musculaire.

9.7 Nutrition avancée en musculation : optimiser la nutrition

La nutrition joue un rôle crucial dans la musculation
avancée. A ce stade, une approche encore plus précise
et détaillée est nécessaire pour optimiser la nutrition.
Certaines stratégies nutritionnelles avancées
comprennent :
Comptage des macronutriments : suivez avec précision
l'apport en protéines, en glucides et en graisses pour
garantir un soutien nutritionnel adéquat à la croissance
musculaire.

Cycle de calories et de glucides : alternez entre des périodes de consommation de calories et de glucides plus élevées et plus faibles pour stimuler la perte de graisse et la croissance musculaire.
Supplémentation avancée : utilisez des suppléments spécifiques pour améliorer les performances, la récupération et la croissance musculaire, tels que les BCAA, la créatine et la glutamine.
Rééducation alimentaire : Apprendre à faire des choix alimentaires sains et équilibrés, en évitant les aliments transformés et en privilégiant les aliments complets et nutritifs.

9.8 Récupération et repos : essentiels à la croissance musculaire

Au stade avancé de la musculation, une récupération et un repos adéquats sont essentiels pour maximiser la croissance musculaire. Certaines stratégies de récupération comprennent :
Un sommeil de qualité : privilégiez un sommeil adéquat et de qualité, avec au moins 7 à 9 heures de sommeil par nuit, pour permettre au corps de récupérer et de réparer les muscles.
Massage et relâchement myofascial : Utilisez des techniques de massage et de relâchement myofascial, telles que le roulement de mousse et le massage des tissus profonds, pour soulager les tensions musculaires et favoriser la récupération.
Bains de contraste : Alternez eau chaude et eau froide pendant le bain pour stimuler la circulation sanguine et accélérer la récupération musculaire.
Repos actif : incluez des jours de repos actif avec des activités à faible impact comme la marche ou le yoga

pour favoriser la récupération sans interrompre complètement votre routine d'entraînement.

9.9 L'importance du contrôle mental : maintenir la concentration et la motivation

En musculation avancée, le contrôle mental joue un rôle clé. Maintenir la concentration, la motivation et la discipline sont essentiels pour obtenir des résultats exceptionnels. Certaines stratégies pour améliorer le contrôle mental comprennent :
Visualisation : Imaginez-vous atteindre les objectifs souhaités, en visualisant le corps souhaité et les résultats que vous souhaitez atteindre.
Affirmations de soi positives : utilisez des affirmations positives pour renforcer la confiance et la motivation, telles que « Je suis fort » ou « Je suis capable ».
Trouvez un objectif : découvrez pourquoi vous pratiquez la musculation et rappelez-vous-le régulièrement pour maintenir votre motivation et votre engagement à l'entraînement.
Fixez des objectifs clairs : fixer des objectifs spécifiques, mesurables, réalisables, pertinents et limités dans le temps (objectifs SMART) permet de maintenir la concentration et l'orientation de la formation.
Recherchez du soutien : avoir un groupe de soutien, qu'il s'agisse d'amis, de membres de la famille ou d'un coach, peut fournir un soutien émotionnel et des encouragements dans les moments difficiles.
Pratiquez des techniques de relaxation : l'intégration de techniques de relaxation telles que la méditation, la respiration profonde et le yoga peut aider à réduire le stress et à garder votre esprit calme et équilibré.

9.10 Évolution continue : apprendre et s'adapter constamment

En musculation avancée, il est important de reconnaître que le processus d'apprentissage et d'adaptation est continu. À mesure que votre corps se développe et s'adapte, vous devez constamment ajuster votre entraînement, votre alimentation et votre récupération pour continuer à progresser. Certaines stratégies visant à promouvoir une évolution continue comprennent :
Informez-vous constamment : continuez à vous renseigner sur les nouvelles techniques d'entraînement, les recherches scientifiques et les découvertes dans le domaine de la musculation pour élargir vos connaissances et appliquer de nouveaux concepts.
Effectuez des évaluations régulières : surveillez les progrès grâce à des évaluations physiques, telles que des mesures de poids, du pourcentage de graisse corporelle et des mesures corporelles, et ajustez le programme d'entraînement en fonction des résultats obtenus.
Essayez différentes approches : testez différentes méthodes d'entraînement, de nutrition et de récupération pour découvrir ce qui fonctionne le mieux pour votre corps et adaptez le programme en conséquence.
Maintenir la cohérence : être cohérent en matière d'entraînement, de nutrition et de repos est la clé pour obtenir des résultats à long terme. Éviter la stagnation et le découragement exige de la persévérance et un dévouement continu.

Conclusion

L'entraînement avancé en musculation est un parcours stimulant qui nécessite des connaissances, de la discipline et de l'engagement. Dans ce chapitre, nous explorons certaines stratégies d'entraînement avancées telles que les techniques d'intensification, les programmes de périodisation, l'entraînement à haute fréquence et les stratégies avancées de nutrition et de récupération. De plus, nous soulignons l'importance du contrôle mental, de l'évolution continue et de l'apprentissage constant pour obtenir des résultats exceptionnels. N'oubliez pas que la musculation est un mode de vie et nécessite un dévouement et une persévérance continus. Avec une approche avancée et un état d'esprit ciblé, vous serez sur la bonne voie pour maximiser le développement musculaire et atteindre vos objectifs de musculation.

Chapitre 10 : L'importance d'un rétablissement adéquat

10.1 La récupération comme élément essentiel de l'entraînement

En musculation avancée, une récupération adéquate est aussi importante que l'entraînement lui-même. Pendant les étapes de récupération, le corps se reconstruit et s'adapte aux exigences de l'entraînement, ce qui entraîne des gains musculaires et des améliorations des performances. Ignorer une récupération adéquate peut entraîner des blessures, des résultats stagnants et même un surentraînement. Il est donc essentiel de mettre en œuvre des stratégies de rétablissement efficaces.

10.2 Le rôle du sommeil dans la récupération

Le sommeil joue un rôle crucial dans la récupération musculaire et l'optimisation des performances sportives. Pendant le sommeil, l'hormone de croissance est libérée, essentielle à la réparation et à la croissance musculaire. De plus, un sommeil adéquat améliore la fonction cognitive, l'humeur et la récupération globale du corps. Pour maximiser les bienfaits du sommeil, il est recommandé de suivre certaines pratiques :
Établissez un horaire de sommeil régulier : se coucher et se réveiller à la même heure chaque jour peut aider à réguler l'horloge interne du corps et favoriser un sommeil plus profond et réparateur.
Créez un environnement propice au sommeil : Garder la chambre fraîche, sombre et calme, en plus d'avoir un

matelas confortable et des oreillers adéquats, peut améliorer la qualité du sommeil.

Évitez les stimulants avant de vous coucher : la caféine, la nicotine et l'alcool peuvent nuire à la qualité du sommeil. Il est donc recommandé d'éviter de consommer ces substances quelques heures avant de se coucher.

10.3 Stratégies de récupération active

En plus du sommeil, il existe plusieurs stratégies de récupération active qui peuvent accélérer le processus de régénération musculaire et réduire les douleurs et les inflammations post-entraînement. Certaines de ces stratégies comprennent :

Massothérapie : Le massage peut aider à détendre les muscles, à améliorer la circulation sanguine et à réduire les tensions musculaires.

Cryothérapie : l'utilisation de bains de glace ou d'eau froide après l'entraînement peut réduire l'inflammation et accélérer la récupération musculaire.

Thérapie par compression : le port de vêtements ou d'appareils de compression peut améliorer la circulation sanguine et réduire le gonflement musculaire.

Entraînement de faible intensité : l'intégration de séances d'entraînement de faible intensité, telles que la marche légère ou le yoga, peut favoriser la circulation sanguine et accélérer la récupération.

10.4 L'importance de la nutrition dans le rétablissement

La nutrition joue un rôle clé dans une bonne récupération et une régénération musculaire. Après l'entraînement, le corps a besoin de nutriments spécifiques pour réparer les tissus musculaires endommagés et reconstituer les réserves d'énergie. Certaines stratégies nutritionnelles pour optimiser la récupération comprennent :

Consommez des protéines de haute qualité : Les protéines sont essentielles à la synthèse des protéines musculaires et à la réparation des tissus. Choisir des sources de protéines de haute qualité telles que les viandes maigres, le poisson, les œufs et les produits laitiers peut contribuer à la récupération musculaire.

Mangez suffisamment de glucides : Les glucides sont la principale source d'énergie des muscles. Consommer une quantité adéquate de glucides après l'entraînement peut aider à reconstituer les réserves de glycogène et à accélérer la récupération.

Hydratez-vous correctement : Une hydratation adéquate est essentielle à la récupération et à la performance sportive. Il est essentiel de veiller à boire suffisamment d'eau tout au long de la journée et pendant l'entraînement.

10.5 L'importance d'un repos adéquat

En plus du sommeil, il est important d'intégrer des périodes de repos régulières tout au long de la semaine et d'inclure des jours de récupération active dans votre programme d'entraînement. Un repos adéquat permet au corps de récupérer, de réparer les tissus endommagés et de prévenir le surentraînement. Certaines stratégies pour intégrer un repos adéquat comprennent :

Programmez des jours de repos : Planifier des jours de repos complets sans entraînement intense permet au corps de récupérer et de se régénérer.

Variez l'intensité de l'entraînement : l'intégration de semaines d'entraînement à intensité réduite ou de jours d'entraînement de faible intensité peut aider à prévenir le surentraînement et permettre une récupération adéquate. Écoutez votre corps : Soyez attentif aux signaux de votre corps, comme une fatigue excessive, des douleurs persistantes ou un manque de motivation, et ajustez votre entraînement en conséquence. Cela peut impliquer de diminuer l'intensité, la durée ou la fréquence de l'entraînement.

Conclusion

Une bonne récupération est un élément essentiel de l'entraînement avancé en musculation. Un sommeil suffisant, des stratégies de récupération active, une bonne nutrition et du repos sont essentiels pour optimiser les résultats, prévenir les blessures et favoriser la croissance musculaire. En mettant en œuvre ces stratégies, vous vous assurerez que votre corps est prêt à relever les défis d'un entraînement avancé et à atteindre vos objectifs de musculation. N'oubliez pas que chaque individu est unique et peut nécessiter des ajustements personnalisés à son programme de rétablissement. Écouter votre corps et demander conseil à un professionnel si nécessaire sont des étapes importantes pour assurer une bonne récupération et le succès de votre parcours de musculation.

9 7 9 8 8 7 3 5 3 1 1 7 2